"十三五"高等教育医药院校规划教材/多媒体融合创新教材

供临床医学类、护理学类（含助产）、预防医学、医学检验、相关医学技术类、药学等专业使用

预防医学实践教程

YUFANG YIXUE
SHIJIAN JIAOCHENG

主编◎ 吕文戈

U0340621

郑州大学出版社

图书在版编目（CIP）数据

预防医学实践教程/吕文戈主编. —郑州:郑州大学出版社,2019.6（2024.8 重印）
ISBN 978-7-5645-6322-6

Ⅰ.①预… Ⅱ.①吕… Ⅲ.①预防医学-医学院校-教材 Ⅳ.①R1

中国版本图书馆 CIP 数据核字（2019）第 093778 号

郑州大学出版社出版发行
郑州市大学路 40 号　　　　　　　邮政编码:450052
出版人:卢纪富　　　　　　　　　发行电话:0371-66966070
全国新华书店经销
河南龙华印务有限公司印制
开本:850 mm×1 168 mm　1/16
印张:10.25
字数:299 千字
版次:2019 年 6 月第 1 版　　　　印次:2024 年 8 月第 4 次印刷

书号:ISBN 978-7-5645-6322-6　　　定价:27.00 元
本书如有印装质量问题,由本社负责调换

作者名单

主　　编　　吕文戈

副 主 编　　丁书明　杨占峰

编　　委　　（按姓氏笔画排序）

丁书明　王江洪　王晓琼

吕文戈　孙　岩　李　莹

杨占峰　张伟利

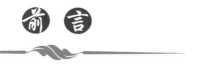

前 言

　　《预防医学实践教程》由实验室基础、卫生学实验与实习、流行病学实习与统计学上机操作组成。实验室基础重点介绍与实验室活动有关的一些规则及在实验中需要注意的共性问题,如实验数据的处理方法、溶液的配制及运算、实验室药品与安全管理等;卫生学实验与实习内容重点是三大卫生即环境卫生、食品与营养卫生和劳动卫生与职业病常用基础实验与实习项目操作过程,如气象条件测定与卫生学评价、室外空气中颗粒物测定、水样采集及地面水中"三氮"测定、饮水氯化消毒与消毒效果评价、食品中总氮的测定、膳食调查与食谱编制及噪声测定和职业中毒分析等;流行病学实习与统计学上机操作的内容包括队列研究,突发公共卫生事件案例分析,计算机统计软件的应用如 SPSS 数据文件的建立与调用、数值与分类变量资料统计描述与分析的应用、医学统计图的绘制等。

　　本教程是我们组织编写的教材《预防医学》理论课的配套教材,所选取的各个实验项目紧密联系学生的学习和日常生活,学习和掌握这些实验的操作技能不仅可提升学生的综合素质、科研能力,培养大卫生观念,也可为他们将来分析、评价乃至解决工作和日常生活中的公共卫生问题提供帮助。

编者

2019 年 1 月

目 录

第三篇　流行病学实习与统计学上机操作

第一篇

实验室基础

第一章

实验数据的记录与处理

第一节　专业术语与名词解释

一、常用专业术语

1.计量　计量是利用技术和法制手段实现单位统一和量值准确可靠的测量。在计量过程中,认为所使用量具和仪器是标准的,用它们来校准、检定受检量具和仪器设备,以衡量和保证使用受检量具仪器进行测量时所获得测量结果的可靠性。计量涉及计量单位的定义和转换、量值的传递和保证量值统一所必须采取的措施、规程和法制等。

2.分析　分析就是将研究对象的整体分为几个部分,并分别加以考察的认识活动。常用于确定复杂物质的组成和结构方面的理论,如化学分析、仪器分析、光谱分析等。分析的意义在于通过认识事物或现象的区别与联系,细致地寻找能够解决问题的主线,并以此解决问题。

3.检测　用指定的方法检验、测试某种物体(气体、液体、固体)指定的技术性能指标。适用于各种行业范畴的质量评定。检测仅是一种技术操作,它只需要按规定程序操作并提供所测结果,不需要给出所测数据合格与否的判定。

4.检验　对检验项目中的性能进行测量、检查、试验等,并将结果与标准规定要求进行比较,以确定每项性能是否合格所进行的活动。

5.检查　为了发现问题而用心去查看。

6.测试　检测试验或者测量试验。

7.化验　用物理的或化学的方法检验物质的成分和性质。

8.测定　经测量后确定。

9.测量　用仪器或量具测定空间、时间、温度、速度、功能、地面的形状高低和零件的尺寸、角度等,是一项定值的操作。与度量同义,度量为名词。

10. 试验　为了察看某事的结果或者某物的性能而从事某种活动,检验是否可行。

11. 实验　为了检验某种科学理论或假设是否具有预想效果、是否属实,在特定条件下进行某种操作或者某种活动,多用于科学研究。

附:实验与试验的区别

实验:为了检验某种科学理论或假设而进行某种操作或从事某种活动。

试验:为了察看某事的结果或者某物的性能而从事某种活动。

实验:是对抽象理论知识所做的实际现实操作,用来证明它正确或者推导出新的结论。

试验:是对事物或社会对象的一种检测性的操作,用来检测正常操作或临界操作的运行过程、运行状况等。

实验:一般验证已经形成的理论,获得经验的可能性大。

试验:一般为了摸索新的理论,存在失败的可能,得到教训的可能性大。

实验:是通过实例验证已经形成的定理。

试验:是尝试验证新的事物。

实验不一定要试验,而试验一定要实验,故实验比试验的范围宽广。

二、名词及有关概念解释

(一)真值

在某一时刻和某一位置或状态下,某量的效应体现出的客观值或实际值为真值。真值包括以下 3 种类型。

1. 理论真值　例如三角形内角之和等于180°等。

2. 约定真值　由国际计量大会定义的单位的值。

3. 标准器(包括标准物质)的相对真值　高一级标准器的误差为低一级标准器或普通仪器误差的1/5(或更高)时,则可认为前者是后者的相对真值。

(二)误差

在各类实验中,由于测量仪器不准、测量方法不完善及受各种因素的影响,都会使测量值与真值之间存在一个差值,这个差值即为误差,即 $E=X-\mu$。误差越小,表示测量值与真值越接近,准确度也越高。上述误差指绝对误差,具有与测量值和真值相同的单位。它只有和测量值一起考虑时才有价值。例如,测定烟气中 SO_2 浓度时有 0.05 mg/m³ 的绝对误差,对于烟气中 SO_2 浓度在 6.0 mg/m³ 来说,可以认为是令人满意的,但如果发生在含量为 0.06 mg/m³ 的大气测量时,这个误差值就不能容许了。所以,常用相对误差来评价测试数据是否精确。相对误差是绝对误差在真值中所占的比率,一般用百分率表示。

$$相对误差 = (X-\mu)/\mu \times 100\%$$

当真值或标准参考值不知道而绝对误差又很小时,可以用多次平行测定结果的算术平均值 $\bar{x}$ 代替真值,因此,相对误差 $=(X-\bar{x})/\bar{x}\times100\%$。绝对误差的单位与被测者是相同的,而相对误差是无量纲的,因此不同物理量的相对误差可以进行比较。

附:误差的分类

误差按其产生的性质和原因可分为系统误差、随机误差和过失误差 3 类。

1. 系统误差　系统误差的产生有一定原因,至少在原则上是可知的。它们的值在相同的测定过程中是恒定的或遵循一定的规律变化。例如,称量一种吸湿性的物质,称量误差通常是正值。因此,系统误差的出现是有规律的,有因可循的,应该掌握它,并尽量设法消除其影响。当不能消除时,设法估计其值的大小以便校正。所以,处理系统误差,一般都是方法和操作技术方面的问题。系统误差也称可测误差,产生的原因主要有以下4种。

(1)方法误差　由分析方法不够完善而引起的误差。例如,在比色分析中显色反应与浓度关系不符合朗伯－比尔定律,容量分析中滴定终点和理论的等当点不完全一致等所引起的误差。因此在选择环境监测检验方法时,首先应考虑方法误差。

(2)仪器误差　由仪器本身不够准确而引起的误差。例如,分析天平的砝码质量、容量器皿的刻度和分光光度计的波长,以及所用仪器仪表的刻度值,采样器流量计未经校准,在使用过程中就会引起误差。一般可通过校正仪器来减免。

(3)试剂误差　来源于试剂不纯或器皿质量不高,或所用蒸馏水不纯;尤其是标准物质纯度不高时,影响更大。这种误差可通过空白试验(通常采用高纯水代替试样,按完全相同的方法进行分析)或对照试验(用已知含量的标准样品或几个标准物质在完全相同的条件下进行测定)来减免。

(4)操作误差　一般是由个人操作不正确而引起。例如,在溶液定量转移时有丢失;使用电子仪器时通电稳定时间不够,未严格控制操作时的环境温湿度,反应条件(温度、pH值、反应时间)未严格控制;在目视比色或观察滴定终点显色变化时,个人之间对色泽的分辨差异等。操作误差应通过制定操作规程和严格操作技术来减免。

2.随机误差　它是在实际相同的条件下重复多次测定同一量时,误差的绝对值或符号的变化或大或小,或正或负的结果。从表面上看毫无规律,似乎纯属偶然,故亦称偶然误差。实际上,产生偶然误差的原因大多数是和系统误差一样,也是可知的,只不过变化复杂,波动性很大。这说明随机误差是在各项测量中的随机变量,单个地看无规律性。正由于此,导致了它们的总和有正负相抵消的机会,而且随着测量次数的增加,其平均值趋近于零。因而多次测量的平均值的随机误差要比单个测量值的随机误差小。这种抵偿性正是统计规律的表现。所以,采用多次测定取平均值的方法,可以减少偶然误差。

3.过失误差　过失误差亦称粗差。这类误差明显歪曲测量结果,是由测量过程中犯下不应有的错误造成的,如器皿不清洁、加错试剂、错用样品、错做过程中大量样品损失、仪器出现异常而未被发现、读数错误、记录错误及计算错误等。过失误差无一定规律可循,一旦发现,必须及时纠正。

(三)准确度、精密度与灵敏度

1.准确度　准确度是用一个特定的分析程序所获得的分析结果与假定的或公认的真值之间符合程度的度量,也可简单地理解为测定值与真值符合的程度。测定值与真值越接近表示测定越准确,即准确度越高。测定值比真值大时,误差是正的,测定值比真值小时,误差是负的。可通过测量标准物质或以标准物质做回收率测定的方法评价分析方法或测量系统的准确度。准确度可用绝对误差与相对误差来表示。

2.精密度　精密度是指用一特定的分析程序在受控条件下重复分析均一样品所得测定值的一致程度。它反映了分析方法或测量系统存在的随机误差大小。精密度是分析方法最重要的技术指标。以标准偏差表示。它反映了测定数据的离散程度,即多次测量结果与测定平均值之间的偏差。根据具体情况的不同,又常用以下3种方式表示精密度。

(1)平行性　系指同一实验室中,当分析人员、分析设备和分析时间都相同时,用同一分析方法对同一样品进行的双份或多份平行样品测量结果之间的符合程度。

(2)重复性　系指在同一实验室内,当分析人员、分析设备和分析时间至少有一项不相同时,用同一分析方法对同一样品进行的两次或两次以上独立测量结果之间的符合程度。

(3)再现性　系指在不同实验室(分析人员、分析设备甚至分析时间都不相同)以随机方法从同一总体中抽出被检样品,再以相同分析方法进行多次测量并比较多次测量结果的符合程度。

由随机误差(偶然误差)所决定的精密度可用标准差来表示,计算方法可参阅理论教材相关章节。

实际上在很多情况下被测物质含量或浓度的真值往往是不知道的,因此难以计算误差,分析中常用精密度来衡量分析结果的好坏。

3.灵敏度　方法的灵敏度系指方法本身包括仪器能测得的最低限量,一般用最小检出量或最小检出浓度表示,例如:

(1)用最小检出量表示　如灵敏度0.001 mg,表示按本法操作可测得的最低量为0.001 mg。

(2)用最小检出浓度表示　如0.05 mg/L,表示按本法取样体积符合规定,则可在每升水中测得的毫克数,若取样体积改变,则最小检出浓度也有所改变。

(3)以最后取水样体积计算表示　如0.1 mg/50 mL,表示用50 mL水样时,可测得最低量为0.1 mg。也有用比色容量计算的,如0.1 mg/2 mL,2 mL表示最后的比色测定用的体积。

可见,方法的灵敏度与取样体积、分析方法、比色或检测体积均有密切关系。

(四)测定限与最佳测定范围

测定(检出)限分下限与上限。测定下限指在限定误差能满足预定要求的前提下,用特定方法能够准确地定量测定待测物质的最小浓度或数量。测定下限反映出定量分析方法能准确测量低浓度水平待测物质的极限可能性。测定上限指在限定误差能满足预定要求的前提下,用特定方法能够准确地定量测定待测物质的最大浓度或数量。

特定方法的测定下限至测定上限之间的浓度范围称最佳测定范围,在此范围内能够准确定量测量待测物质的浓度或数量。

(五)方法的回收率与空白试验

利用回收率,可以定量地估计出方法的适用性。

$$回收率(P) = 测定值/已知值 \times 100\%$$

$$或 P = (测得值 - 本底值)/加进标准值 \times 100\%$$

方法回收率以接近100%为最好。但在微量分析中,由于多方面因素的影响,回收率在80%以上即已较好,一般在70%以上就可以考虑选用。

空白试验又称空白测定,系指在不加供试品或以等量溶剂(常用蒸馏水)替代供试液的情况下,其他所加试剂和操作步骤均与样品测定完全相同的操作过程。

进行空白试验的目的是获取试验的空白响应值。所谓空白响应值,是指其他因素(如试剂中的杂质、环境及操作过程中的污染等)对试验结果产生的影响。故利用空白响应值可以对测定结果进行校正,如进行滴定测量物质含量时,可将试品所耗滴定液的量(mL)与减去空白试验中所耗滴定液的量(mL)进行校正。

第二节　分析结果的表示与数据处理

一、有效数字的概念与计算规则

(一)有效数字的概念

0,1,2,3,4,5,6,7,8,9这10个数码为数字。单一数字或多个数字组合起来可以构成数值。在一个数值中,每一个数字所占的位置称为数位。测量结果记录、计算和报告时,必须注意有效数字。有效数字是指用于表示连续物理量的测量结果,指测量中实际能测到的数字,即表示数字的有效意义。由有效数字构成的数值(如测量值)与通常数学上的数值在概念上是不同的。任何一个测量值的最后一位数字可认为是不确定数字或称可疑数字,末后第二位以上的数字则认为是可靠数字或者称确定数字。所以有效数字是由全部确定数字加一位不确定数字构成的。

在报告测量结果时只能报告到可疑位数,不能随意增减。如滴定读数为 23.60 mL,不能写作 23.600 mL,因一般滴定管最后一位估计数不可能精确到小数后 3 位数,也不能写作 23.6 mL,这样的记录又过于粗糙。但如用量筒取 25 mL 水样,就只能写成 25 mL,而不能写 25.0 mL,因量筒可能发生±1 mL 误差,故个位数 5 为可疑数字。

可疑数字以后的数字可根据"四舍六入五单双法"的原则处理,即可疑数字以后的数字为 1~4 时舍去,为 6~9 时进入,若为 5 时,舍或入需根据 5 之前的数字为奇数或偶数而定,5 之前为奇数时进位为 1,5 之前为偶数时则舍去。例如,某数为 14.65,由于各方面造成的误差,此数可能是 14.5 或 14.7,因此 14 是可靠数,0.6 是可疑数,0.05 是无意义数,不应保留,根据上述原则,此数应报告为 14.6。

0 可以是有效数字,也可以不是有效数字,仅仅表示位数。如 104,40.8,1.2010,所有的 0 均为有效数字;而 0.605 0 g 小数点前面的 0 则不是有效数字,只起到定位作用,表示此物质的质量不到 1 g。在说明标准溶液浓度时,常写作 1.00 mL=0.500 mg 某离子,此数字表示体积准确到 0.01 mL,质量准确到 0.001 mg;然而 1 mL=0.5 mg 某离子,则只是一种粗略的含量表示。

(二)有效数字的计算规则

当几个数据相加减时,则答数有效位数不能超过最短的那位数。例如,2.03+1.1+1.103 4,答数不能多于小数点后最短的那个数 1.1,所以答数是 4.2,而不是 4.233 4。

当几个数相乘除时,则答数有效位数不能多于最短的那个数。当 2.03×1.1×1.103 4 时,其乘积不能写作 2.463 892 2,而应写作 2.5。同时要注意数字所表示的精确度,报告数字不应大于精确度最小的那个数。如(56×0.003 462×43.22)/1.684=4.975 740 996,报告数字应为 5.0,因整数 56 的有效数字仅有 2 位,精确度最小,故只能报到 5.0。

二、实验数据的取舍

在测定结果中往往会出现个别特大或特小的数据。在处理这种看来是反常的数据时,应十分谨慎,因为这种数据有助于表现某些未知的重要因素,所以不能贸然舍去。经重复试验,证明这个极端数据是由偶然误差所引起,而数据又是按常态分布时,可用下法权衡,决定其取舍。

$$(极端值-不包括极端值在内的均值)/标准差$$

按此式计算,结果大于 3 者极端值可以舍去,小于 3 者则应保留,保留数可和普通测定值同样作为结果平均值。对可疑数据的取舍也可采用其他有关统计方法进行判别。

第三节　提高分析结果的常用方法与标准曲线的绘制及应用

一、提高分析结果的常用方法

1.增加测定次数　测定次数越多,其平均值就越接近真正值,结果就越可靠。一般每个样品的测定应不少于 2 次。利用这种方法可以减少由偶然误差引起错误的可能性。

2. 做空白试验　如果在测量样品时同时做空白试验,在样品测定值中减掉空白值,就可以抵消许多尚不明了的因素影响。

3. 做对照测定　例如,在水样测定的同时,配制一列标准色列,水样和标准色列按完全相同的操作步骤,最后将结果进行比较,这样也可以消除许多因素的影响。实际工作中为取得正确的实验结果,常设正对照和副对照、阴性对照和阳性对照等,以便进行比较。

4. 做回收率的测定　用加定量标准物质测定回收率的方法,可以检验分析方法的准确程度和水样引起的干扰误差,并可同时求出精密度,所以回收率的测定是常用的校验方法。

二、标准曲线的绘制及应用

分析检测中绘制标准曲线是实验室必不可少的工作,标准曲线可反映两变量之间的关系,据此可以查出待测物质的含量。如容量分析中的滴定值与浓度、比色分析中的光密度与浓度等,均可先在坐标纸上绘制标准曲线,然后再从曲线图中查出对应结果。

(一)标准曲线的制作要求

《基于标准样品的线性校准》(GB/T 22554—2010)推荐:①标准曲线的浓度范围应覆盖正常操作条件下的被测量范围;②标准样品的组分尽量与被测样品的组分一致;③标准样品的浓度值应等距离地分布在被测量范围;④标准样品的个数至少应有 3 个浓度;⑤每个标准点至少重复 2 次,这个重复是指从稀释开始。

(二)标准曲线的作法

1. 标准液浓度的选择　在制备标准曲线时,标准液浓度选择一般应能包括待测样品的可能变异最低与最高值,一般可选择 5 种浓度。浓度差距最好是成倍增加或等级增加,并应与被测液同样条件下显色测定。

2. 标准液的测定　在比色时,光密度至少读 2~3 次,求其平均值,以减少仪器不稳定而产生的误差。

3. 标准曲线图的绘制　一般常用的是光密度-浓度标准曲线。①用普通方格纸作图。图纸最好是正方形(长:宽=1:1)或长方形(长:宽=3:2),以横轴为浓度,纵轴为光密度,一般浓度的全距占用了多少格,光密度的全距也应占用相同的格数。在适当范围内配制各种不同浓度的标准液,求其光密度,绘制标准曲线,以浓度位置向上延长,光密度位置向右延长,交点即为此坐标标点。然后,将各坐标点和原点连成一条线,若符合朗伯-比尔定律,则系通过原点的直线。②若各点不在一直线上,则可通过原点,尽可能使直线通过更多点,使不在直线上的点尽量均匀地分布在直线的两边。③标准曲线绘制完毕后,应在坐标纸上注明实验项目的名称,所使用比色计的型号和仪器编号、滤光片号码或单色光波长,以及绘制的日期、室温。④绘制标准曲线一般应做 2 次或 3 次以上的平行测定,重复性良好的曲线方可应用。⑤绘制好的标准曲线只能供以后在相同条件下操作测定相同物质时使用。当更换仪器、移动仪器位置、调换试剂及室温有明显改变时,需重新绘制标准曲线。

(三)标准曲线的制作注意事项

1. 首先要尽量选取有证书的标准物质,不管是直接要用的母液还是配制成母液的其他物质(如固体、粉末等)。

2. 在配制时要把所有要用到的工具(容量瓶、移液枪、移液管等)进行校正,最好拿到国家计量中心或有资质的部门校正,有校正能力的实验室也可自己校正。

3. 要洗净所要用到的工具,防止污染。

4. 配制好标准液后要及时上机,避免有的物质不稳定或人为造成污染。

5.根据物质和检测器的特性,选取合适的线性方程,比如是否要强制过原点、是直线还是二次方程等。

附:标准曲线法和标准加入法的区别

1.标准曲线法　也称外标法或直接比较法,是一种简便、快速的定量方法。与分光光度分析中的标准曲线法相似,首先用欲测组分的标准样品绘制标准曲线。

具体方法:用标准样品配制成不同浓度的标准系列,在与待测组分相同的色谱条件下,等体积准确进样,测量各峰的峰面积或峰高,用峰面积或峰高对样品浓度绘制标准曲线,此标准曲线应是通过原点的直线。若标准曲线不通过原点,则说明存在系统误差。标准曲线的斜率即为绝对校正在测定样品中的组分含量时,要用与绘制标准曲线完全相同的色谱条件做出色谱图,测量色谱峰面积和峰高,然后根据峰面积和峰高在标准曲线上直接查出注入色谱柱中样品组分的浓度。

标准曲线法的优点:绘制好标准工作曲线后测定工作就变得相当简单,可直接从标准工作曲线上读出含量,因此特别适合于大量样品的分析。标准曲线法的缺点:每次样品分析的色谱条件(检测器的响应性能、柱温、流动相、流速及组成、进样量、柱效等)很难完全相同,因此容易出现较大误差。此外,绘制标准工作曲线时,一般使用欲测组分的标准样品(或已知准确含量的样品),而实际样品的组成却千差万别,因此必将给测量带来一定的误差。

2.标准加入法(标准增量法)　是一种被广泛使用的检验仪器准确度的测试方法。这种方法尤其适用于检验样品中是否存在干扰物质。

具体方法:将一定量已知浓度的标准溶液加入待测样品中,测定加入前后样品的浓度。加入标准溶液后的浓度将比加入前的高,其增加的量应等于加入的标准溶液中所含的待测物质的量。如果样品中存在干扰物质,则浓度的增加值将小于或大于理论值。

总的来说,标准曲线法适用于标准曲线的基体和样品的基体大致相同的情况,优点是速度快,缺点是当样品基体复杂时不正确。标准加入法可以有效克服上面所说的缺点,因为它是把样品和标准溶液混在一起同时测定的,但它也有缺点,就是速度很慢。标准曲线法可在样品很多的时候使用,先做出曲线,然后从曲线上找点,比较方便。标准加入法适合数量少的时候用。

(四)氨氮标准曲线绘制实例

共取 6 个标准管,各管中加入的氯化氨标准溶液每升为 0.00 mg、0.02 mg、0.04 mg、0.06 mg、0.08 mg、0.10 mg,测得的光密度分别为 0.000、0.050、0.095、0.125、0.180、0.220(表 1-1-1)。现以浓度为横坐标(x),测定的光密度为纵坐标(y)。将所得浓度和光密度在坐标纸上作点并作曲线。然后按下式计算出 a 和 b 值。

$$a = (n\sum xy - \sum x \sum y)/[n\sum x^2 - (\sum x)^2]$$
$$b = (\sum x^2 \sum y - \sum x \sum xy)/[n\sum x^2 - (\sum x)^2]$$

n 表示测定点的次数,x 表示各点在横坐标上的值,y 表示各点在纵坐标上的值,则回归方程为:$y = ax + b$。

表 1-1-1　标准溶液浓度与光密度值

标准溶液浓度		光密度	
x	x^2	y	xy
0.00	0.000 0	0.000	0.000 0
0.02	0.000 4	0.050	0.001 0
0.04	0.001 6	0.095	0.003 8
0.06	0.003 6	0.125	0.007 5
0.08	0.006 4	0.180	0.014 4
0.10	0.010 0	0.220	0.022 0

$\sum x=0.30$，$\sum x^2=0.022\ 0$，$\sum y=0.670$，$\sum xy=0.048\ 7$，代入公式，求出 a、b 值。

$a=(6\times0.048\ 7-0.30\times0.670)/[6\times0.022\ 0-0.30^2]=0.091\ 2/0.042=2.171$

$b=(0.022\ 0\times0.670-0.30\times0.048\ 7)/(6\times0.022\ 0-0.30^2)=0.000\ 13/0.042=0.003\ 1$

根据公式：

$$y=ax+b；x=(y-b)/a$$
$$y=2.171x+0.003\ 1$$
$$x=(y-0.003\ 1)/2.171$$

可得如下理论值：

y：0.000 0　0.046 5　0.089 9　0.133 4　0.176 8　0.220 2

x：0.000 0　0.022 0　0.042 0　0.055 0　0.082 0　0.100 0

根据上述计算数据，即可绘制出标准曲线。

第四节　实验报告的特点与书写要求

实验报告是在科学研究活动中，人们为了检验某一种科学理论或假设，通过实验中的观察、分析、综合、判断，如实地把实验的全过程和实验结果用文字形式记录下来的书面材料。

一、实验报告的特点

1. 正确性　实验报告的写作对象是科学实验的客观事实，内容科学，表述真实、质朴，判断恰当。

2. 客观性　实验报告以客观的科学研究事实为写作对象，它是对科学实验的过程和结果的真实记录，虽然也要表明对某些问题的观点和意见，但这些观点和意见都是在客观事实的基础上提出的。

3. 确证性　确证性是指实验报告中记载的实验结果能被任何人所重复和证实，也就是说，任何人按给定的条件去重复这项实验，无论何时何地，都能观察到相同的科学现象，得到同样的结果。

4. 可读性　可读性是指为使读者了解复杂的实验过程，实验报告的写作除了以文字叙述和说明以外，还常常借助画图像、列表格、作曲线图等形式，说明实验的基本原理和各步骤之间的关系，解释实验结果等。

二、实验报告的书写要求

实验报告的书写是一项重要的基本技能训练。它不仅是对每次实验的总结,更重要的是它可以初步培养和训练学生的逻辑归纳能力、综合分析能力和文字表达能力,是科学论文写作的基础。因此,参加实验的每位学生,均应及时认真地书写实验报告。

书写实验报告要做到内容实事求是,分析全面具体,文字简练通顺,誊写清楚整洁。书写内容一般包括以下几个方面。

1. 实验名称　用最简练的语言反映实验的内容。

2. 实验时间、地点、学生姓名、学号与合作者。

3. 实验目的与要求　目的要明确,一般需说明是验证性实验还是设计性实验,是创新性实验还是综合性实验。

4. 实验原理与方法　在此阐述实验相关的主要原理及采用的实验方法。

5. 实验用品、材料及设备(环境)等方面的要求　在实验中需要用到的实验用物、药品及对环境条件的要求等。

6. 实验内容　这是实验报告极其重要的内容。要抓住重点,可以从理论和实践两个方面考虑。

7. 实验步骤　只写主要操作步骤,不要照抄实习指导,要简明扼要。必要时可画出实验流程图(实验装置的结构示意图),再配以相应的文字说明,这样既可以节省许多文字说明,又能使实验报告简明扼要,清楚明白。

8. 实验结果　对于实验结果的表述,一般有 3 种方法。

(1)文字叙述　根据实验目的将原始资料系统化、条理化,用准确的专业术语客观地描述实验现象和结果,要有时间顺序及各项指标在时间上的关系。

(2)图表　用表格或坐标图的方式使实验结果突出、清晰,便于相互比较,尤其适合于分组较多且各组观察指标一致的实验,使组间异同一目了然。每一图表应有标目和计量单位,应说明一定的中心问题。

(3)曲线图　实验报告应用记录仪器描记出的曲线图,这些指标的变化趋势形象生动、直观明了。

在实验报告中,可任选其中一种或几种方法并用,以获得最佳效果。

9. 讨论　根据相关的理论知识对所得到的实验结果进行解释和分析。如果所得到的实验结果和预期的结果一致,那么它可以验证什么理论?实验结果有什么意义?说明了什么问题?这些都是实验报告应该讨论的。但是,不能用已知的理论或生活经验硬套在实验结果上;更不能由于所得到的实验结果与预期的结果或理论不符而随意取舍甚至修改实验结果,这时应该分析其异常的可能原因。如果本次实验失败了,应找出失败的原因及以后实验时应注意的事项。不要简单地复述课本上的理论而缺乏自己主动思考的内容。

另外,也可以写一些本次实验的心得及对实验方法、教学方法和实验内容的一些意见或建议等。

10. 结论　结论不是具体实验结果的再次罗列,也不是对今后研究的展望,而是针对这一实验所能验证的概念、原则或理论的简明总结,是从实验结果中归纳出的一般性、概括性的判断,要简练、准确、严谨、客观。

第二章 溶液与试液相关知识

溶液一般是指由溶质和溶剂所形成的一种混合液体,其中溶质多为不挥发的化学物质,溶剂多为水,故溶液多为水溶液,但也有醇溶液或油溶液等。试液则是指按照某种特殊要求进行配制后所得到的溶液,也可简单理解为含有试验样品的溶液。例如,称取一定量的甲基红或石蕊与水可配成 pH 指示液,量取一定量的醋酸和醋酸钠可配成醋酸与醋酸钠缓冲溶液等。

第一节 溶液的浓度与表示方法

物质在常温时有固体、液体和气体 3 种状态。因此溶液也有 3 种状态,大气本身就是一种气体溶液,固体溶液混合物常称固溶液,如合金。一般溶液只是专指液体溶液。液体溶液包括两种,即能够导电的电解质溶液和不能导电的非电解质溶液。一般读作"某某(溶质)的某(溶剂)溶液",如酒精可读作"乙醇的水溶液"。如果溶剂是水,可以简称为某溶液如"乙醇的水溶液"可以叫作"乙醇溶液"。如果两种液体互溶,有水则以水为溶剂,否则以质量大的为溶剂。

溶液有浓稀之别,表示溶液浓稀程度的数值叫作溶液的浓度。由于溶质与溶剂的量可用不同单位表示,所以溶液浓度可以有许多不同的表示方法。

一、百分浓度

百分浓度是指在 100 份溶液中所含溶质的份数。由于溶液和溶质的份数可以用质量单位,也可以用体积单位表示,所以百分浓度的表示方法又有如下几种。

(一)质量–质量百分浓度

质量–质量百分浓度(简称质量百分浓度)即 100 g 溶液中所含溶质的质量来表示的浓度,其符号为%(m/m 或 g/g)。

例如:10%(g/g)NaCl 溶液就是在 100 g NaCl 溶液中,含有 10 g 纯 NaCl。配制此溶液时,取 10 g NaCl 加入 90 g 水中溶解即成。溶质的质量加溶剂的质量一定等于溶液的质量,即为 100 g。如取 10 g NaCl 溶解在 100 g 水中,若以质量百分浓度表示,并不是 10%,而[10/(100+10)]≈9.1%。

由此可见,这个浓度的表示式为:

$$质量百分浓度=溶质质量/(溶质质量+溶剂质量)×100\%$$

在实际工作中常用 36% 的盐酸或 96% 硫酸配制稀溶液,这些酸出厂时都是采用质量百分浓度表示的。如96%的硫酸,即100 g该硫酸中含有96 g纯硫酸和4 g水。

(二)体积–质量百分浓度

所谓体积–质量百分浓度(简称体积百分浓度),就是以100 mL溶液中所含溶质的克数来表示的浓度,其符号为%(m/V 或 g/mL)。因为这种浓度的溶液量取方便,所以医药实验室中常按此种浓度表示方法来配制溶液。

例如:0.9%生理盐水,就是指在每100 mL生理盐水中,含氯化钠0.9 g;5%葡萄糖溶液就是指每100 mL溶液中含葡萄糖5 g。

$$体积百分浓度 = 溶质的克数/溶液的毫升数 × 100\%$$

体积百分浓度是100 mL溶液中所含溶质的克数,而不是100 mL溶剂所含溶质的克数,也不是100 g溶液所含溶质的克数。溶液的体积是指溶质溶于溶剂后的实际体积为100 mL,但这实际体积并不等于溶质和溶剂在溶解前的体积之和,一般来说固体溶解后的总体积往往缩小。故在实际配制体积百分浓度时,都是以若干克重的溶质,加溶剂溶解成全量为100 mL,并非加溶剂100 mL。

例如:欲配制5%葡萄糖溶液1 000 mL,需含有一个结晶水的葡萄糖($C_6H_{12}O_6 \cdot H_2O$)多少克? 如何配制?

解:配制5%葡萄糖溶液1 000 mL,所需含有一个结晶水的葡萄糖的量为100 : 1 000 = 5 : x,x = 50 g。

已知:$C_6H_{12}O_6 \cdot H_2O$ 1 g分子量为198 g,其中含 $C_6H_{12}O_6$ 180 g。在配制时,应称量1个结晶水的葡萄糖的量为198 : y = 180 : 50,y = 55 g。

称取含1个结晶水的葡萄糖55 g,先加适量的水溶解后再加入水稀释至1 000 mL,即得5%(g/mL)葡萄糖溶液。因溶液的体积受温度影响,所以配制体积百分浓度溶液时,要考虑温度,一般均指在常温(20 ℃)时配制与使用,如配制与使用时温度差异不大,要求不高时,几度的误差可以忽视。

(三)体积–体积百分浓度

当溶质为液体时,也有时以100 mL溶液中所含溶质的毫升数来表示溶液的浓度,这种浓度称为体积–体积百分浓度,其符号为%(V/V 或 mL/mL)。例如,临床外用消毒酒精的浓度为77%,即在100 mL的这种酒精中含有纯酒精77 mL。临床外用消毒酒精的浓度,据实验结果报告,以70%(g/g)的酒精杀菌效果最好,但称取少量酒精很不方便,故多采用体积–体积百分浓度表示方法。经查手册得知70%(g/g)的酒精相当于77%(mL/mL)的酒精,所以习惯上以77%(mL/mL)作为消毒效果最好的浓度。

77%(mL/mL)消毒酒精溶液的配制,通常采用两种方法:稀释法和图解交叉法。

1. 稀释法　所谓稀释法,就是向浓溶液里加入适量溶剂(水)使溶液的体积增大,相应地使溶液的浓度变小的手段。

稀释过程中,遵循稀释前后溶质质量不变的原则,而有下列关系:

设 c_1、V_1 代表溶液稀释前的浓度和体积,c_2、V_2 代表溶液稀释后的浓度和体积,则:

$$c_1 V_1 = c_2 V_2$$

这个稀释关系式可适合于各种浓度的稀释,只是稀释前后的浓度和体积的单位应该一致。

例如:欲配制77%(mL/mL)的酒精1 000 mL,问需量取市售95%(mL/mL)酒精多少毫升?

根据公式,应取95%酒精 V_1 mL,代入公式得:

$$95/100 × V_1 = 77/100 × 1\ 000$$

$$95 V_1 = 77\ 000;\ V_1 = 810.5\ mL$$

即取95%(mL/mL)的酒精810.5 mL,加水稀释至1 000 mL,则得77%(mL/mL)的酒精。

但应注意,醇与水混合后体积缩小,故混合后的体积不能用简单加法获得准确结果,而且由于浓度的不同,缩小的程度也不同。因此醇的浓度最好用比重计来确定它。在《中华人民共和国药典》(2015 年版)附录中有乙醇的比重表,可供查阅,在测定它的比重后,在表中可查到它的含量百分比。如用酒精比重计可直接测出酒精的含量。

2.图解交叉法 图解交叉法的原理:纯溶剂或浓度较小的溶液所缺少的溶质,可以从浓度较大的溶液中得到补偿。

将原浓度 $x\%$ 的 A 溶液写在两条交叉线的左上角,将原浓度 $y\%$ 的 B 溶液写在交叉线的左下角,把欲配成的溶液浓度 $z\%$ 写在两条交叉线的交叉点上。然后把线上的两个浓度百分数相减,将 $x-z$ 写在右下角,$z-y$ 写在右上角,相减后所得的绝对值,即为应取的 A、B 两溶液的量。

$$x\cdots\cdots\rightarrow z-y \quad (A)$$
$$z$$
$$y\cdots\cdots\rightarrow x-z \quad (B)$$

试用上例数据代入图解交叉法运算:配 77% 酒精 1 000 mL。

$$95\cdots\cdots\rightarrow 77$$
$$77$$
$$0\cdots\cdots\rightarrow 18$$

即取 95% 酒精溶液的体积为:

$$1\ 000/(77+18)\times 77=810.5\ \text{mL}$$

二、比例浓度

比例浓度是在调剂中常用的一种溶液浓度表示方法,《中华人民共和国药典》(2015 年版)上常见的比例浓度符号为 $(1:x)$,即指 1 g 固体或 1 mL 液体溶质,加溶剂配成 x 毫升的溶液,叫作比例浓度。如不特别指定溶剂种类时,都是以蒸馏水为溶剂。例如 1:100 的高锰酸钾溶液,就是将 1 g 高锰酸钾用水溶解配成 100 mL 的溶液;1:5 的溴化钾溶液,就是将 1 g 的溴化钾用水溶解配成 5 mL 溶液。比例浓度与体积百分浓度之间可以进行换算。

例 1:0.5%(g/mL)的溶液,如以比例浓度表示应等于多少?

解:$0.5/100=1/x$

应等于 1:200

例 2:1:250 浓度的溶液,其体积百分浓度(g/mL)是多少?

解:$1/250\times 100\%=0.4\%$

在生产实践中,对于一些极稀的溶液,例如表示水质中的微量成分,或表示污水中微量有害杂质的含量,以及某些农药的配制,如以百分浓度表示,在使用及计算上都极不方便,故多用 ppm 浓度表示法。

ppm 是指在一百万份质量的溶液中,所含溶质的质量分数来表示的浓度。也就是百万分之几就叫作几个 ppm。实际它也是一种比例浓度。例如,在农业上广泛使用的"二四滴"(2,4-D)它的水溶液浓度极稀,而且由于浓度大小不同,所起的作用也不同。浓度在 20 ppm 时,就能对多种作物表现出强烈的刺激素作用,可以促进作物的生长;浓度达到 1 000 ppm 时,则具有杀死多种双子叶植物的除草剂作用。

例如:用 1 g"二四滴",如何配成 20 ppm 的溶液?这个浓度如用百分浓度来表示,应等于多少?

解:$20:1=1\ 000\ 000:x$

$1\times 1\ 000\ 000=20x$

$x=50\ 000$

这样稀的溶液,可将溶液量看为溶剂量。即可取 50 000 g(或 5 000 mL)即 50 kg 的水加"二四滴"

1 g,就可配成为 50 kg 的 20 ppm 的溶液。

根据上列计算知,在 50 000 g 水中溶有 1 g 溶质,其浓度为 20/1 000 000,也就是等于 0.002/100 即 0.002%(g/mL)。

三、克分子浓度

(一)克分子量,克分子数

要想明了克分子浓度的含义和克分子溶液的配制,必先了解什么叫作克分子量和克分子数。

所谓克分子(也称一克分子),就是用分子量的数值以克作单位所表示物质的量。例如,水(H_2O)的克分子量为 18 g,硫酸(H_2SO_4)的克分子量为 98 g,氨(NH_3)的克分子量为 17 g。

克分子是化学上一个特殊单位。1 g 分子的物质不是 1 g 物质,而是 $6.02×10^{23}$ 个分子的质量。

物质的克分子量和分子量,虽然在数值上是相同的,但二者的含义却不同。分子量是一个分子的质量,其单位是碳单位;克分子量则是 $6.02×10^{23}$ 个分子的质量,它的单位是克。

克分子数是克分子量的倍数,如 5 g 分子的 NaOH,3 g 分子的 H_2SO_4,0.5 g 分子的 NaCl,这个 5、3 和 0.5 就是克分子数。

物质的克分子数、克分子量和质量(克)有如下关系:

设 n 代表克分子数,m 代表物质的质量。

则克分子数＝物质的质量(克)/克分子量;或 $n＝m$(克)/克分子量。

例如,20 g NaOH 为 20/40＝0.5 g 分子,49 g H_2SO_4 为 49/98＝0.5 g 分子。

(二)质量克分子浓度

以 1 000 g 溶剂(水)中所含溶质的克分子数来表示溶液的浓度,叫作质量克分子浓度,用符号 M 表示。例如在 500 g 水中溶入 5.85 g 氯化钠(分子量为 58.5),求这个溶液的质量克分子浓度。

5.85/58.5 为 500 g 水中溶解的氯化钠的克分子数,以此克分子数再乘以 1 000/500,即为 1 000 g 溶剂中所含氯化钠的克分子数。根据质量克分子浓度定义可知,此液的浓度为 0.2 M。

$$5.85/58.5×1 000/500＝0.2 M$$

质量克分子浓度表示如下:

$$质量克分子浓度(M)＝溶质的克分子数/溶剂(1 000 g)$$

(三)体积克分子浓度

体积克分子浓度,即以 1 L 溶液中所含溶质的克分子数来表示的溶液浓度。用 M 字母来代表这种浓度的单位。1 L 溶液里含有 1 g 分子的溶质,这溶质就是 1 g 分子浓度的溶液,用 1 M 表示,如 1 M NaCl;1 L 溶液里含有 2 g 分子溶质,则此溶液就是 2 g 分子浓度的溶液,用 2 M 表示,如 2 M NaCl 溶液。

克分子浓度可用公式表示如下:

$$克分子浓度(M)＝n/V$$

式中 n 是溶质的克分子数,V 是以升计算的溶液体积。

例1:用 2 g 分子氢氧化钠(NaOH)溶解成 500 mL,求 NaOH 溶液的克分子浓度。

解:$V＝500/1 000＝0.5$ L

$$M＝2/0.5＝4 g 分子浓度$$

例2:200 mL 0.1 M HCl 中有多少克分子的 HCl?

解:已知 $V＝200/1 000＝0.2$ L

$M = 0.1$

代入公式: $0.1 = n/0.2$ $n = 0.02$ 个克分子

例3:今需配制 0.1 M NaOH 溶液 5 000 mL,问需称 NaOH 多少克?

解:已知 $M = 0.1$ $V = 5\ 000/1\ 000 = 5$ L

$$n = 0.1 \times 5 = 0.5\ M$$

又知 NaOH 的一个克分子等于 40 g

所以 NaOH 的质量 $= 40 \times 0.5 = 20$ g

称取 NaOH 20 g 加水溶解并稀释至 5 000 mL 即得 0.1 M 的 NaOH 溶液。

例4:11.2% 乳酸钠注射液的克分子浓度是多少?(乳酸钠分子式为 $CH_3CHOHCOONa$,分子量为 112)

解:已知 100 mL 溶液中含乳酸钠 11.2 g。

则可求出 1 000 mL 溶液中含有乳酸钠的克数为:

$$11.2 \times (1\ 000/100) = 112\ g$$

根据公式即克分子浓度 $(M) = n/V$

$$112/112/1\ (L) = 1\ M$$

例5:市售浓盐酸比重为 1.19,百分浓度为 37%(g/g),求此盐酸的克分子浓度。

解:已知 37% 的 HCl,比重为 1.19。

由比重定义可知 1 mL 盐酸等于 1.19 g,那么 1 mL 37% HCl 含纯 HCl 为 $1.19 \times (37/100) = 0.440\ 3$ g/mL,则 1 000 mL 含纯 HCl 为:

$$0.440\ 3\ g \times 1\ 000 = 440.3\ g$$

440.3 g HCl 的克分子数 (n) 为:

$440.3/36.5 = 12.1$ 个克分子(即克分子浓度)。此盐酸为 12.1 M。

四、当量浓度

当量浓度是指溶液的浓度用 1 L 溶液中所含溶质的克当量数来表示的浓度,用符号 N 表示。例如在 1 L 溶液中含有 1 g 当量硫酸(49 g),此硫酸溶液的当量浓度为 1 g 当量/L,简写为 1 N;若含有 2 g 当量硫酸(98 g),则此溶液的当量浓度为 2 g 当量/L,简写为 2 N;又如 0.2 N NaOH 溶液,是指在 1 L NaOH 溶液中含有 0.2 g 当量(8 g)的 NaOH,或是在 1 mL 溶液中含有 0.2 mg 当量(8 mg)的 NaOH。

当量浓度过去用得很多,现在基本不用了,故不再赘述。

第二节　试液的质量及配制要求

试液按其作用可分为普通试液、指示液、缓冲溶液和标准溶液等。多数试液是由试剂和水配制而成的水溶液,故试液的质量与水和试剂的质量密切相关。

一、试液用水的种类

前已述及,在实验室里,应用最多的试液是水溶液。配制不同的试液,对水质的要求也有所不同。例如,一般化学实验,只要用普通蒸馏水就可以了,配制标准溶液,就要用能满足试剂分析要求的蒸馏水或去离子水,配制某些特殊试液如氢氧化钠标准滴定溶液,还需要用到不含二氧化碳的特殊用水。下面对这些常用水的种类及制备方法做简要介绍。

1.蒸馏水　一般实验用水,可用市售蒸馏水。实验室一般用铜质或玻璃制造的蒸馏器来制备蒸馏水。蒸馏水能去除自来水内大部分的污染物(包括生物性污染物),但挥发性的杂质无法去除,如二氧化碳、氨、二氧化硅及一些有机物。若制备高纯水,则用硬质玻璃或石英蒸馏器,或者银蒸馏器、聚四氟乙烯蒸馏器和白金蒸馏器。为了提高水的纯度,实验室中经常将蒸馏水进行 2 次、3 次或 4 次蒸馏而获得 2 次、3 次或 4 次蒸馏水。但是,过多地增加蒸馏次数并不能保证水的纯度进一步提高,因为空气及灰尘的污染、容器材料的污染限制了纯度进一步提高。

蒸馏水是实验室最常用的一种纯水,但由于制水工艺耗能和费水且速度慢,应用在逐渐减少。

2.去离子水　将自来水或 1 次蒸馏水流经装有离子交换树脂的交换器时,水中所溶解的各种正、负离子便被除去。这样得到的水就叫去离子水或一般纯水。离子交换树脂是一种高分子化合物,通常为半透明或不透明的浅黄、黄或棕色球状物。它不溶于水、酸、碱及盐,对有机溶剂、氧化剂、还原剂等化学试剂具有一定的稳定性,对热也较稳定。它还具有交换容量高、机械强度好、耐磨性大、膨胀性小、可以长时间反复使用等优点。

虽然将自来水通过离子交换树脂也能制备出去离子水,但由于离子交换树脂不能除去自来水中的有机物,为了除去水中的非电解质和延长离子交换树脂再生处理的周期,最好用市售的 1 次蒸馏水来制取。

3.反渗水　其生成的原理是水分子在压力的作用下,通过反渗透膜成为纯水,水中的杂质被反渗透膜截留排出。反渗水克服了蒸馏水和去离子水的许多缺点,利用反渗透技术可以有效地去除水中的溶解盐、胶体、细菌、病毒、细菌内毒素和大部分有机物等杂质,但不同厂家生产的反渗透膜对反渗水的质量影响很大。

4.实验室纯水　通常实验室纯水不仅要求在离子指标上有较高纯度,而且要求低浓度有机物和微生物。典型的指标是电导率<1.0 μS/cm(电阻率>1.0 MΩ·cm),总有机碳(TOC)含量小于 50 ppb 及细菌含量低于 1 CFU/mL。其水质可适用于多种需求,从试剂制备和溶液稀释,到为细胞培养配备营养液和微生物研究。实验室纯水可双蒸而成,或整合 RO 和离子交换/EDI 多种技术制成,也可以再结合吸附介质等。

5.超纯水　超纯水的电阻率标准为 18.2 MΩ·cm。但超纯水在 TOC、细菌、内毒素等指标方面并不相同,要根据实验的要求来确定,如细胞培养则对细菌和内毒素(热原)有要求,而高效液相色谱(HPLC)则要求 TOC 低。超纯水在电阻率、有机物含量、颗粒和细菌含量方面接近理论上的纯度极限,通过离子交换、RO 膜或蒸馏手段预纯化,再经过核子级离子交换精纯化得到超纯水。

纯水水质按照 GB 6682—2008 可分三级,分级标准及用途如下。

(1)三级水标准　25 ℃电阻率 0.2 MΩ·cm,用于一般化学分析试验,可用蒸馏或离子交换等方法制取。

(2)二级水标准　25 ℃电阻率≥1 MΩ·cm,用于无机痕量分析等试验,如原子吸收光谱分析用水。可用多次蒸馏或离子交换等方法制取。

(3)一级水标准　25 ℃电阻率≥18.25 MΩ·cm,用于有严格要求的分析试验,包括对颗粒有要求的试验。如高效液相色谱法分析用水。可用二级水经过石英设备蒸馏或离子交换混合床处理后,再经 0.2 μm微孔滤膜过滤来制取。

6.某些特殊用水的制备

(1)无二氧化碳的水　将蒸馏水注入平底烧瓶中,煮沸 10 min,立即用装有碱石灰管的胶塞塞紧,放置冷却。

说明:煮沸一结束,立即用装有碱石灰管的胶塞塞紧,此时必有大量水蒸气冒出,必然会把碱石灰润湿,甚至会有冷凝水珠滴入烧瓶。实际操作时可略停一会儿,待水蒸气不再大量冒出时立即紧塞胶塞,此时外界空气也不会进入烧瓶。上述制取方法系我国国家标准(GB 603—2002)。

(2)无氨的水 ①取强碱性及强酸性阴阳离子交换树脂(用量2∶1),依次填充于直径3 cm、长50 cm的交换柱中,将蒸馏水以3~5 mL/min的流速通过交换柱。②取约2 L蒸馏水注入平底烧瓶中。加入少量碳酸氢钠使之呈微碱性,在没有氨的实验室里煮沸,至蒸发掉原体积的1/4后,集馏出液,置于瓶中密闭储存。③取1 000 mL蒸馏水,加1 mL 10% H_2SO_4 与0.002 mol/L $KMnO_4$ 溶液1 mL。蒸馏即得。

说明:在50 mL水中,加1 mL奈斯勒试剂不显色。

(3)无氧的水 将蒸馏水注入平底烧瓶中,煮沸1 h后立即用装有玻璃导管的胶塞塞紧,导管与盛有焦性没食子酸(100 g/L)的碱性溶液的洗瓶连接,冷却。

(4)无氯的水 加入亚硫酸钠等还原剂,将水中的余氯还原为氯离子,用N,N-二乙基对苯二胺(DP)检查不显色。然后用附有缓冲球的全玻璃蒸馏器进行蒸馏制取无氯水。

(5)无碘的水 取蒸馏水2 000 mL,加碳酸钾(二级)0.5 g、高锰酸钾0.2 g,蒸馏即得。

(6)不含有机物的水 在蒸馏水中加入少量高锰酸钾的碱性溶液,重新蒸馏制得。在整个蒸馏过程中,水应始终保持红色,否则应随时补加高锰酸钾溶液。

(7)无须氯量的水 ①用高质量的蒸馏水或去离子水,加入足够的氯使每升水含有5 mg的游离氯。放置2 d后每升水中至少应含有2 mg游离氯;若达不到此含量,用质量更好的水重新配制。再把容器放在阳光下或用紫外灯照射以除去剩余的游离氯。照射几小时后,取水样加入KI,用比色法测定总氯;欲提高灵敏度,用纳氏比色管测定。要待水中的游离氯和化合氯完全消失后才能使用。②选一段直径2.5~5.0 cm、长1 m的玻璃柱,装入强酸性阴离子和强碱性阳离子交换树脂,有些分析级的混合床树脂也可采用,但必须保证与氯起反应的氨、氯胺和其他化合物都能除去。用蒸馏水慢慢地通过树脂床,收集在一个彻底洗净的容器中。要防止处理过的水过分暴露在空气中。

(8)无须碘水 将蒸馏水通过装有强酸性阴离子和强碱性阳离子交换树脂,或用确信无还原性物质的蒸馏水。

(9)pH=7的高纯水 在第1次蒸馏时,加入氢氧化钠和高锰酸钾,第2次蒸馏加入磷酸(除去 NH_3),第3次用石英蒸馏器蒸馏(除去痕量碱金属杂质),在整个蒸馏过程中,要避免水与大气直接接触。

(10)不含金属离子的纯水 在1 L蒸馏水中,加2 mL浓硫酸,然后在硬质玻璃蒸馏器中蒸馏,为消除"暴沸"现象,在蒸馏瓶中放几粒玻璃珠或几根毛细管,这样制得的纯水含有少量硫酸,可用于金属离子的测定,但对于痕量分析,这种水不能满足要求,可用亚沸蒸馏水。

(11)不含酚、亚硝酸和碘的水 在蒸馏水中加入氢氧化钠,使其呈碱性,再用硬质玻璃蒸馏器蒸馏,也可用活性炭制备不含酚的水,在1 L水中加10~20 mg活性炭,充分振荡后,用三层定性滤纸过滤2次,除去活性炭。

7.实验室用水的储存 一级水不宜储存,需使用前制备。二、三级水一般置于有机玻璃、聚乙烯、石英或塑料容器中,容器上的盖子、塞子要盖严塞紧。且新容器在使用前需用盐酸溶液(20%)浸泡2~3 d,再用待存水反复冲洗并注满浸泡6 h以上。储存期间的污染主要来自容器可溶成分的溶解、空气中二氧化碳和其他杂质。

二、试液的质量问题

试液的质量除主要受试剂与溶剂的质量影响外,还与下列因素有关。

（一）试液的稳定性

由不同试剂配成试液的稳定性有所不同，并会随时间变化。因此，试液都应标明配制日期，并根据需要定期检查。如发现试液变色、沉淀、分解等变质迹象，即应弃去重配。对不稳定试液应分次少量配制，并根据情况分别采取特殊储存方法，如避光、冷藏、加入不干扰测定的稳定剂等。

（二）试液的储存期

一般试液在储存期内变化不大，而稀溶液则随储存时间的延长，其浓度多会发生变化。溶液的浓度越低，有效使用期限越短。除本身不稳定的试液外，一般而言，稳定性较好的试剂，其 $10^{-3}M$ 溶液可储存 1 个月以上，$10^{-4}M$ 溶液则可储存 1 周，而 $10^{-5}M$ 溶液则需在当日新鲜配制。

（三）容器的耐蚀性

玻璃容器的耐碱性都较差，玻璃被碱腐蚀后可释放某些杂质污染试液，所以对碱性试液要用聚乙烯瓶存放。软质玻璃的耐酸性和耐水性也较差，不宜采取此种玻璃制成的容器长期存放试液。

（四）容器的密封性

玻璃瓶的磨口塞必须能与瓶口密合，以防杂质侵入和溶剂或溶质逸出。试剂瓶使用前应认真检查，严密无隙者方可使用。

三、试液的配制要求

各类试液的配制均应按《中华人民共和国药典》（2015 年版）要求或批准的操作规程进行，同时建立试液配制记录制度，由配制人员在操作过程中逐项进行填写，具体操作时还需注意以下几个问题。

1. 配制人员在配制前首先检查所领试剂、试药与该试剂配制规程的一致性，试剂瓶瓶签完好，试剂质量符合要求且在规定的使用期内。

称取固体试剂时应注意有无结晶水并遵循"只出不进，量用为出"的原则，以免污染原瓶试剂。量取液体试剂时，按所需数量直接量取即可，同时也要遵循"只准倾出，不准吸出"的原则。

2. 按一定使用周期配制试剂，不得多配，特别是危险品应随用随领随配，多余试药退库，以防时间长变质或造成事故，原则上配用量以 1 ~ 3 个月内用完为宜。

3. 配制好的试液应及时贴好标签，注明试液名称、浓度、配制日期、配制人、配制批号、有效期时间、特殊储存条件等。

配制批号式样：以配制年月日+序列号（A、B、C、D、E、F 等）来体现，例如，2018 年 10 月 10 日配制的第一批氢氧化钠试液，其配制批号为 20181010A。

4. 配制试液所使用的水应为专业公司制水间制备的合格纯化水，于洁净的带盖塑料桶内密封储存，储存期限为 1 周。

5. 剧毒试剂与化学物品试液的配制按 SOP-QQC 005《易制毒化学品安全管理制度及安全操作规程》和 SOP-QQC 006《剧毒物品安全使用操作规程》要求操作。

6. 用过的容器、工具按清洁规程清洗，必要时消毒、干燥、储存备用。

7. 已过期或已变质的化学试液应按规定作为Ⅰ类或者Ⅱ类废弃物销毁。剧毒物品配制成溶液后，使用时应建立使用记录，废弃不用应按 SOP-QQC 001《毒害废液处理规程》进行处理，同时建立销毁记录。

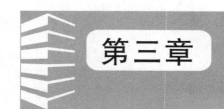

实验室药品与试剂管理

第一节　化学试剂的分类

一、按用途–化学组成分类

化学试剂品种繁多,其分类方法目前国际上尚未统一,标准不同分类也不同。

我国1981年编制的化学试剂经营目录,按照用途–化学组成分类,将8 500多种试剂分为十大类,每类下面又分若干亚类。

1. 无机分析试剂　用于化学分析的无机化学品,如金属、非金属单质,氧化物、碱、酸、盐等试剂。

2. 有机分类试剂　用于化学分析的有机化学品,如烃、醛、酮、醚及其衍生物等试剂。

3. 特效试剂　在无机分析中测定、分立、富集元素时所专用的一些有机试剂,如沉淀剂、显色剂、螯合剂等。这类试剂灵敏度高,选择性强。

4. 基准试剂　主要用于标定标准溶液的浓度,这类试剂的特点是纯度高、杂质少、稳定性好、化学组成恒定。

5. 标准物质　用于化学分析、仪器分析时做对比的化学标准品,或用于校准仪器的化学品。

6. 指示剂和试纸　用于滴定分析中指示滴定终点,或用于检验气体或溶液中某些存在的试剂,浸过指示剂或试剂溶液的纸条即是试纸。

7. 仪器分析试剂　用于仪器分析的试剂。

8. 生化试剂　用于生命科学研究的试剂。

9. 高纯物质　用作某些特殊需要工业的材料(如电子工业原料、单晶、光导纤维)和一些痕量分析用试剂,其纯度一般在4个"9"(99.99%)以上,杂质控制在百万分之一甚至10^{-9}级。

10. 液晶　液晶是液态晶体的简称,它既有流动性、表面张力等液体的特征,又具有光学各向异性、双折射等固态晶体的特征。

二、按用途–学科分类

1981年,中国化学试剂学会提供按试剂用途和学科分类,将试剂分为八大类和若干亚类。

1. 通用试剂　下分一般无机试剂、一般有机试剂、教学用试剂等8个亚类。

2.高纯试剂　高纯试剂通常应用于如针对色谱使用的色谱纯试剂、针对光谱使用的光谱纯试剂。此外,电路、液晶等领域都有各自行业标准的高纯试剂。

3.分析试剂　下分基准及标准试剂、无机分析用灵敏试剂、有机分析用特殊试剂等11个亚类。

4.仪器分析专用试剂　下分色谱试剂、核磁共振仪用试剂、紫外及红外光谱试剂等7个亚类。

5.有机合成研究用试剂　下分基本有机反应试剂、保护基因试剂、相转移催化剂等8个亚类。

6.临床诊断试剂　下分一般试剂、生化检验用试剂、放射免疫检验用试剂等7个亚类。

7.生化试剂　下分生物碱、氨基酸及其衍生物等13个亚类。

8.新型基础材料和精细化学品　下分电子工业用化学品、光学工业用化学品、医药工业用化学品等7个亚类。

此外,化学试剂还可按纯度分为高纯试剂、优级试剂、分析纯试剂的化学纯试剂,或按试剂储存要求而分为容易变质试剂、化学危险性试剂和一般保管试剂。

三、其他分类

1.按杂质含量的多少可分为四级　一级试剂为优质纯试剂,通常用 G·R 表示;二级试剂为分析纯试剂,通常用 A·R 表示;三级试剂为化学纯试剂,通常用 C·R 表示;四级试剂为实验或工业试剂,通常用 L·R 表示。

2.专用试剂　在实验工作中使用一些专门仪器及特殊手段来提高分析实验的准确性及灵敏度,以及一些特殊专业工作所使用的试剂都归纳在专用试剂范围。①光谱纯(SP)试剂:用于光谱分析及高纯分析用;②生物染色剂(BS)(色素):用于医学生物学标本染色用;③层析纯(FCP);④气相色谱用;⑤闪烁纯:同位素用;⑥显微镜用试剂(FMP);⑦生物化学试剂(BR);⑧凝固点试剂;⑨电泳纯试剂;⑩照相用试剂。

试剂提高一级,需要在生产上增加许多烦琐手续,因而价格也高了许多。不顾实际工作需要而滥用高纯度试剂的做法是错误的。例如,配消毒用的75%的酒精不能用无水酒精而应该用95%的酒精。当然,应该用较高纯度试剂时故意用低纯度试剂,同样也是错误的。

四、分类标识

1.瓶签标识　金黄色:保证试剂;绿色:一级品及优级纯;红色:二级品;蓝色:三级品;黄色:四级品;黑色:毒品。

2.危险品标识　见图1-3-1。

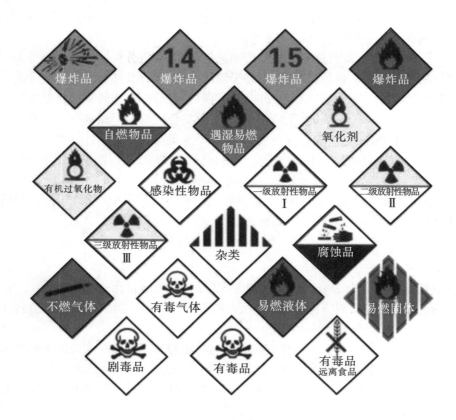

图 1-3-1　危险品标识

第二节　化学试剂的使用

一、化学试剂的使用原则

实验室中一般只储存固体试剂和液体试剂,气体物质都是用时临时制备。在取用和使用任何化学试剂时,首先要做到"三不",即不用手拿、不直接闻气味、不尝味道。此外还应注意试剂瓶塞或瓶盖打开后要倒放桌上,取用试剂后立即还原塞紧。否则会污染试剂,使之变质而不能使用,甚至可能引起意外事故。

1.固体试剂的取用及使用　粉末状试剂或粒状试剂一般用药匙取用。药匙有动物角匙也有塑料药匙,且有大小之分。用量较多且容器口径又大者,可选大号药匙;用量较少或容器口径又小者,可选用小号药匙,并尽量送入容器底部。特别是粉状试剂容易散落或沾在容器口和壁上,可将其倒在折成的槽形纸条上,再将容器平置,使纸槽沿器壁伸入底部、竖起容器并轻抖纸槽,试剂便落入器底。

块状固体用镊子,送入容器时,务必先使容器倾斜,使之沿器壁慢慢滑入器底。

若实验中无规定剂量时,所取试剂量以刚能盖满试管底部为宜。取多了的试剂不能放回原瓶,也不能丢弃,应放在指定容器中供他人或下次使用。

取用或使用试剂的镊子或药匙务必擦拭干净,更不能一匙多用。用后也应擦拭干净,不留残物。

2. 液体试剂的使用 用少量液体试剂时,常使用胶头滴管吸取。用量较多时则采用倾倒法。从细口瓶中将液体倾入容器时,把试剂瓶上贴有标签的一面握在手心,另一只手将容器斜持,并使瓶口与容器口相接触,逐渐倾斜试剂瓶,倒出试剂。试剂应该沿着容器壁流入容器,或沿着洁净的玻璃棒将液体试剂引流入细口或平底容器内。取出所需量后,逐渐竖起试剂瓶,把瓶口剩余的液滴碰入容器中,以免液滴沿着试剂瓶外壁流下。

若实验中无规定剂量,一般取用 1 ~ 2 mL。定量使用时,则可根据要求选用量筒、滴定管或移液管。取多的试剂也不能倒回原瓶,更不能随意废弃。应倒入指定容器内供他人使用。

若使用有毒试剂,必须在教师指导下进行,或严格遵照规则取用。

3. 指示剂的使用 指示剂是用来判别物质的酸碱性、测定溶液酸碱度或容量分析中用来指示达到滴定终点的物质。指示剂一般都是有机弱酸或弱碱,它们在一定的 pH 值范围内,变色灵敏,易于观察。故其用量很小,一般为每 10 mL 溶液加入 1 滴指示剂。

指示剂的种类很多,除大家知道的石蕊、酚酞、甲基橙外,还有甲基红、百里酚酞、百里酚蓝、溴甲酚绿等。它们的变色范围不同,用途也不尽一致。定量分析中,为了某些特殊需要,除用单一的指示剂外,也常用混合指示剂。

指示剂既可测定溶液的酸碱度,又可用来检验气态物质的酸碱性。所以实验中常用到的指示剂有试液和试纸两类。

使用试液时,一般用胶头滴管滴入 1 ~ 2 滴试液于待检溶液中,振荡后观察颜色的变化。

使用试纸时,任何情况都不能将试纸投入或伸入待检溶液中。只能用洁净的玻璃棒将蘸取的待检液滴在放于玻片上的试纸条中间,观察变化稳定后的颜色。用 pH 试纸检验溶液的酸碱度时,试纸绝不能润湿,滴上待检液后半分钟,应将其所显示的颜色与标准比色卡(板)对照得出结果。不能用试纸直接检验浓硫酸等有强烈脱水性物质的酸性或碱性。

检验挥发性物质的性质,如酸碱性、氧化性或还原性等,可先将所用试纸用蒸馏水润湿,用玻璃棒将其悬空放在容器口或导气管口上方,观察试纸被熏后颜色的变化。

指示剂有其各自的变色范围,首先,其变色范围不是恰好位于 pH 值为 7 的左右。其次,各种指示剂在变色范围内会显示出逐渐变化的过渡颜色。再则,各种指示剂的变色范围值的幅度也不尽相同。因此,在酸碱中和滴定中,为降低终点时的误差,不同类别的酸碱滴定,应当选用适宜的指示剂。一般是:强酸滴定强碱或强碱滴定强酸时,可选用甲基橙、甲基红或酚酞试液为指示剂;强碱滴定弱酸时,则需选用百里酚酞或百里酚蓝试液为指示剂;若是强酸滴定弱碱,应当选择溴甲酚绿或溴酚蓝试液为指示剂。

二、化学试剂使用的注意事项

1. 取用药品时要做到三不原则:不能用手接触药品;不要把鼻孔凑到容器口直接去闻药品的气味,应用手在瓶口轻轻扇动,仅使少量气味进入鼻孔;不得品尝药品。

2. 注意节约药品。如果没有说明用量,一般取少量。液体取用 1 ~ 2 mL,固体只需盖满试管底部。

3. 实验完毕后,剩余药品要做到"三不一要","三不"即不放回原瓶、不随意丢弃、不拿出实验室,"一要"即要放入指定容器内。

4. 固体药品的取用。块状用镊子,粉末用药匙(或纸槽)。取固体应做到"一横二送三慢竖",以免打破试管底。用粉末时应做到"一斜二送三直立"。

5. 液体药品的取用。第一步,把瓶塞拿下,倒放在实验台上防止污染溶液。第二步,倾倒时标签应向着手心,以免腐蚀标签。第三步,瓶口紧挨试管口。取少量时,应用胶头滴管滴加,滴加时要保持垂直悬空滴加,不能伸入瓶内或试管内,防止污染试剂。取一定量时,常用量筒量出体积,量筒必须放平,读数时,事先要与量筒内凹液面最低处保持水平。

实验中我们经常用到的一些具体试剂,有的是危险性试剂,有的易发生变质,而有的则具有多项性质指标,如若不慎,则引起意外事故,因此在使用过程中一定要严格按照要求使用。

第三节　实验室药品的储存及管理

一、实验室药品的存放

(一)存放原则

试剂存放要做到分类存放、取用方便、注意安全、保证质量。注意不得将化学性质互相抵触的化学物品(如酸、碱)、氧化物与还原物储存在同一柜内,强氧化剂和易燃品必须严格分开。挥发性酸或碱不能跟其他试剂混放,以免试剂变质。

实验室内只存放少量短期内需要的药品,易燃易爆试剂应放在铁柜中,严禁在实验室里放置总量超过 5 L 的易燃液体。

(二)试剂的分类和排列

存放在橱里或试剂架上的试剂要按一定的规律分类,有次序地放在固定的位置上,为查找和取用提供方便。

1.液体与固体分开存放,如在同一试剂柜中,固体试剂放在柜子的上层,液体试剂放在柜子的下层,化学品不能重叠堆放。每一类又按有机、无机、危险品、生化试剂等,根据它们的组成和性质分类存放。

(1)无机试剂先按单质、氧化物、酸、碱和盐分类。单质,如金属可依照金属活动性顺序排列。盐类先根据它们的阴离子所属元素族(如碳族、氮族、氧族、卤族等)分类,然后依照金属活动性顺序(盐的阳离子)排列存放。

(2)有机试剂则按烷类、烯烃、胺类、酚类、醇类、苯系物、酯类、指示剂等进行分类。

(3)危险品按毒、麻醉、易燃、易爆、易挥发、强腐蚀品分类。

(4)生化试剂可以按培养基、染色剂、糖、蛋白质、氨基酸、核酸等分类。

2.一般试剂分类存放于阴凉通风处,柜内温度低于 30 ℃ 即可。这类试剂包括不易变质的无机酸碱盐、不易挥发且燃点低的有机物。如硅酸、硅酸盐、没有还原性的硫酸盐、碳酸盐、盐酸盐、碱性比较弱的碱。

3.易潮解吸湿、易失水风化、易挥发、易吸收二氧化碳、易吸水变质的化学试剂,需密塞或蜡封保存。

4.见光易变色、分解、氧化,沸点低的化学试剂需避光保存。

5.易燃品、易爆品、易腐蚀品等尽可能做到现用现买,如有少量剩余,应单独存放于柜中,易腐蚀液体需配有托盘类的二次泄露防护容器。

6.易制毒、易制爆品按程序购买,分类存放,专人保管。

7.各实验室不能存放麻醉药品、精神类药品、剧毒品,如需用到,按程序购买后,交实验中心存放于保险柜中保管。

8.列入危险化学品目录的药品,领用、使用、废液须填写《危险化学品领用、回收及保存记录表》《危险化学品使用记录表》《危险废物产生环节记录表》。

9.使用完毕的化学药品、试剂储存在储存柜中,不能在实验台随意摆放,冰箱中严禁存放挥发性易燃溶剂及其溶液。

10.所用化学品、配制试剂、合成产品、浸泡用液体均不能无盖放置。

11.用非原包装容器盛装化学品、试样等须将原标签撕去,贴上统一自制试剂标签纸。尽可能不用饮料瓶存放试剂、样品。

(三)建立动态台账

各实验室建立化学品动态台账,可先用电子版建账,每年年终对本实验室存放的化学品盘查一次,看有无过期药品,标签是否脱落、清晰,打印纸质版台账表格上交实验中心存档。

二、实验室药品的管理

1.化学试剂的接收　试剂入库前,试剂管理员应检查试剂外观,验收合格后登记"化学试剂入库登记总账",其内容包括品名、试剂代码、试剂种类、存放位置、入库日期、厂家批号、生产日期、规格、数量等。试剂管理员为每一批进厂的化学试剂指定试剂代码。试剂代码按流水号依次排列,如第一种试剂代码应为001,第二种为002,以此类推,若同一种类试剂有多瓶,则在其试剂代码加后缀流水号(年份两位数+三位流水号),后缀流水号不重复使用。如2007年第一瓶试剂后缀流水号为07001,以此类推。

2.化学试剂的取用　实验员在每瓶试剂瓶上贴上试剂开瓶标签,注明试剂代码、试剂名称、生产日期、入库日期、开瓶日期、开瓶人、有效期、存放位置等信息,分类定点存放于试剂柜。如试剂无明确有效期规定,则根据试剂的开瓶日期,规定使用期限。试剂开瓶后,其有效期固体试剂定为3年,液体试剂定为1年。

第四章 实验室仪器与仪器管理

第一节 实验室仪器

一、大型精密仪器的原理及应用

(一)分光光度计

分光光度计原理:分光光度计是目前使用比较广泛的一种分析仪器,其测定原理是利用物质对光的选择性吸收特性,以较纯的单色光作为入射光,测定物质对光的吸收,从而确定溶液中物质的含量。其特点是灵敏度高、准确度高、测量范围广,在一定条件下,可同时测定水样中 2 种或 2 种以上的物质组分含量等。

分光光度计按其波长范围可分为可见分光光度计(工作范围 360~800 nm)、紫外-可见分光光度计(工作范围 200~1 000 nm)和红外分光光度计(工作范围 760~400 000 nm)等。

物质的原子吸收光谱和原子发射光谱:原子的最外层电子可以选择性吸收特征波长的电磁波成为激发态而产生的光谱称为原子吸收光谱。激发态原子恢复到基态,则释放出特征波长的光子,形成原子发射光谱。不同的溶液其光谱不同,即不同溶液对不同波长光的吸收能力不同,对某一特定波长的光存在吸收峰。

可见光由赤、橙、黄、绿、青、蓝、紫等能量不同的光线组成,当可见光穿过某一溶液时,由于特定波长的光被吸收而使溶液呈现相应的颜色[如 $CuSO_4$ 由于吸收了可见光中的黄光(600 nm)而呈蓝色]。不同颜色的溶液对不同波长的光其吸收能力不同。

吸光光度法的基本原理:①不同物质,由于其分子结构和原子组成不同,故对光的吸收光谱不同(如 $CuSO_4$),在测定不同颜色的物质浓度时要用最大吸收的波长的入射光,这样测量的灵敏度最高。②同一种物质,若浓度不同,则对同一波长的入射光的吸收能力(吸光度)也不同,且成正比关系。

因此,利用特定波长的单色光(通常用最大吸收波长的入射光)照射不同浓度的某一溶液时,所得的吸光度大小应与溶液浓度呈线性关系,故可利用该线性关系通过计算或查标准曲线来求得未知溶液的浓度。

分光光度计主要应用于对样本的定性测量、样本中某种物质含量的测量,以及样本中某些物质是否达标及是否超标的快速测量。分光光度计结构简单、运用广泛、操作简便,在化学、生物学及医学中都有广泛的应用。

（二）色谱仪

色谱又称层析,是一种物理化学分析方法,它是利用混合物中各组分理化性质的差异,使各个组分以不同程度分布在两个相中。其中一个是固定的,称之为固定相;另外一个相流动通过固定相经过反复冲洗过程,这个相称为流动相。在冲洗过程中各成分在两相间经过反复吸附、洗脱,重新分配后,以不同的速度通过固定相,从而达到使各成分分离的目的。

1. 色谱法种类很多,按照其层析过程及原理可以分为以下几类

（1）吸附色谱法　其利用被分离物质在吸附剂上吸附能力不同,用溶剂或气体洗脱使被分离物质按组分分离。一般来说这种色谱方法使用的固定相有氧化铝、硅胶、聚酰胺等有吸附活性的物质。

（2）分配色谱法　利用被分离物质在两相中的分配系数不同使其组分分离的方法,这种方法的固定相被涂布或者固着在固体载体上,通常使用的载体有硅胶、硅藻土、硅镁型吸附剂和纤维素等。

（3）离子交换色谱法　利用被分离物质在离子交换树脂上交换能力不同使其组分分离,其固定相一般选用阳离子交换树脂或者阴离子交换树脂,其流动相一般是缓冲溶液。

（4）凝胶色谱法　利用被分离物质分子量大小不同,导致其在填料上渗透程度不同使其组分分离,常用的固定相有分子筛、葡聚糖凝胶、微孔聚合物或者玻璃珠等,其流动相一般是水或者其他有机溶剂。

2. 色谱法按照分离方式不同可以分为以下几类

（1）薄层色谱法　将吸附剂涂布在平板（如玻璃板）上,制作薄层作固定相,点样后,用流动相将其展开,然后对样品进行定性或者定量分析的方法。

（2）纸色谱法　以滤纸作为载体,固定相固定在纸上,然后用与薄层色谱法相同的操作形式进行分离的方法。

（3）柱色谱法　将固定相装于柱管内,构成色谱柱,流动相携带样品自上而下移动的分离方法。

（4）气相色谱法　采用气体为流动相流经装有固定相填充剂的色谱柱进行分离测定的方法。

（5）高效液相色谱法　采用高压泵将规定的流动相压入装有固定相的色谱柱,对样品进行分离测定的方法。

色谱法的种类应用很多,目前较常用的有气相色谱和高效液相色谱。这两类色谱仪在科研及检验、检测工作中有着广泛的应用。

气相色谱仪是将分析样品在进样口中气化后,由载气带入色谱柱,通过对欲检测混合物中组分有不同保留性能的色谱柱,使各组分分离,依次导入检测器,以得到各组分的检测信号。按照导入检测器的先后次序,经过对比,可以区别出是什么组分,根据峰高度或峰面积可以计算出各组分含量。通常采用的检测器有热导检测器、火焰离子化检测器、氢离子化检测器、超声波检测器、光离子化检测器、电子捕获检测器、火焰光度检测器、电化学检测器、质谱检测器等。

气相色谱仪的基本构造有两部分,即分析单元和显示单元。前者主要包括气源及控制计量装置、进样装置、恒温器和色谱柱。后者主要包括检定器和自动记录仪。色谱柱（包括固定相）和检定器是气相色谱仪的核心部件。

气相色谱仪在火灾调查、石油、化工、生物化学、医药卫生、食品工业、环保等方面应用很广。它除用于定量和定性分析外,还能测定样品在固定相上的分配系数、活度系数、分子量等物理化学常数。是一种对混合气体中各组成分进行分析检测的仪器。

高效液相色谱又称"高压液相色谱""高速液相色谱""高分离度液相色谱""近代柱色谱"等。高效液相色谱是色谱法的一个重要分支,以液体为流动相,采用高压输液系统,将具有不同极性的单一溶剂或不同比例的混合溶剂、缓冲液等流动相泵入装有固定相的色谱柱,在柱内各成分被分离后,进入检测器进

行检测,从而实现对试样的分析。该方法已成为化学、医学、工业、农学、商检和法检等学科领域中重要的分离分析技术。

高效液相色谱法有"四高一广"的特点。①高压:流动相为液体,流经色谱柱时,受到的阻力较大,为了能迅速通过色谱柱,必须对载液加高压。②高速:分析速度快、载液流速快,较经典液体色谱法速度快得多,通常分析一个样品在 15～30 min,有些样品甚至在 5 min 内即可完成,一般小于 1 h。③高效:分离效能高。可选择固定相和流动相以达到最佳分离效果,比工业精馏塔和气相色谱的分离效能高出许多倍。④高灵敏度:紫外检测器可达 0.01 ng,进样量在微升数量级。⑤应用范围广:70% 以上的有机化合物可用高效液相色谱分析,特别是高沸点、大分子、强极性、热稳定性差的化合物分离分析,显示出优势。⑥柱子可反复使用:用一根柱子可分离不同化合物。⑦样品量少、容易回收:样品经过色谱柱后不被破坏,可以收集单一组分或做制备。

此外,高效液相色谱还有色谱柱可反复使用、样品不被破坏、易回收等优点,但也有缺点,与气相色谱相比各有所长,相互补充。高效液相色谱的缺点是有"柱外效应"。在从进样到检测器之间,除了柱子以外的任何死空间(进样器、柱接头、连接管和检测池等)中,如果流动相的流型有变化,被分离物质的任何扩散和滞留都会显著地导致色谱峰的加宽,柱效率降低。高效液相色谱检测器的灵敏度不及气相色谱。

二、低值耐用仪器的使用

(一)常规仪器基本操作

1. 洗瓶　洗瓶是实验室中用于装清洗溶液的一种容器,并配有挤压喷射细液流的装置。目前实验室所用洗瓶多是塑料容器,一般装洁净的纯水或其他纯净的液体溶剂(如乙醇、甲醇等),主要用于实验室少量多次的洗涤工作,如清洗沉淀、润洗玻璃仪器、加注少量溶剂等。洗瓶结构简单,使用方便,耗水少却可以达到很好的洗涤效果,用手握住洗瓶瓶身,轻轻挤压瓶身,水即可从尖嘴处流出。须注意的是洗瓶尖嘴处不可以接触任何物体以保证水流的干净,长期不使用时把瓶中的水倒出,存放于阴凉干燥处,再次使用前应用洁净的纯水或其他液体溶剂润洗 3 次以上。

2. 蒸发皿　蒸发皿是可用于蒸发浓缩溶液的器皿。口大底浅,有圆底和平底带柄的两种。最常用的为瓷制蒸发皿,也有由玻璃、石英、铂等制成的。质料不同,耐腐蚀性能不同,应根据溶液和固体的性质适当选用。蒸发皿对酸、碱的稳定性好,可耐高温,但不宜骤冷。规格以直径表示,一般有 40～150 mm 多种,或用容量表示,一般有 50～250 mL 多种。主要用于蒸发液体、浓缩溶液或干燥固体物质。使用时应注意其能耐高温,加热后不能骤冷,防止破裂。应使用坩埚钳取放蒸发皿,加热时用三脚架或铁架台固定。液体量多时可直接加热,量少或黏稠液体要垫石棉网或放在泥三角上加热。加热蒸发皿时一般要不断地用玻璃棒搅拌,防止液体局部受热四处飞溅。加热完成后,需要用坩埚钳移动蒸发皿。不能直接放到实验桌上,应放在石棉网上,以免烫坏实验桌。大量固体析出后就熄灭酒精灯,用余热蒸干剩下的水分。加热时,应先用小火预热,再用大火加强热。要使用预热过的坩埚钳取热的蒸发皿。用蒸发皿盛装液体时,其液体量不能超过其容积的 2/3。

3. 水浴锅　水浴锅主要用于实验室中蒸馏、干燥、浓缩及温渍化学药品或生物制品,也可用于恒温加热和其他温度试验,是生物、遗传、病毒、水产、环保、医药、卫生、化验室、分析室、教育科研的必备工具。水浴锅通常用铜或铝制作,有多个重叠的圆圈,适于放置不同规格的器皿。注意不要把水浴锅烧干,温度不超过 100 ℃ 时可选用水浴锅水浴。水浴锅加注液体时不应超过其容积的 2/3。为了防止水垢的产生影响加热效果,水浴锅内最好加注纯水。注意及时补充水分,保证其中的水量不少于 1/2。为了防止水浴锅中滋生藻类和细菌污染实验,水浴锅中的水应经常更换,最好加入少量的灭菌剂如新洁尔灭等。

4.干燥器　干燥器是干燥或存放干燥物品防止吸湿的干燥仪器。干燥器有好多种,实验室最常用的干燥器就是一个比较大的玻璃容器,盖子是磨口的,可以密封,容器的上部可以放要干燥的物品,下面一般是"变色硅胶"(实验室常用的一种干燥剂)或无水氯化钙。中间是一块多孔的瓷板。这种干燥器不需要加温,只需更换干燥剂,变色硅胶还可以循环使用,如果颜色由绿色变成了浅红色,说明干燥剂失去了干燥作用,应把干燥剂放到恒温干燥箱中,在105~120 ℃进行干燥,使它的颜色由浅红色变为绿色即可。

(二)滴定分析仪器的基本操作

1.滴定管　滴定分析又叫容量分析,是将一种已知准确浓度的标准溶液滴加到被测定物质的溶液中,直到被测定物质与所加标准溶液完全反应为止,然后根据标准溶液的所用体积和浓度计算出物质的含量。液体体积的精密测量,是滴定分析的重要操作,是获得良好分析结果的重要因素,为此,必须了解如何正确使用容量分析仪器。

滴定管是滴定时可以准确测量滴定剂消耗体积的玻璃仪器,它是一根具有精密刻度、内径均匀的细长玻璃管,可连续根据需要放出不同体积的液体,并准确读出液体体积的量器。根据长度和容积的不同,滴定管可分为常量滴定管、半微量滴定管和微量滴定管。常量滴定管容积有50 mL、25 mL等,刻度最小0.1 mL,最小可读到0.01 mL。半微量滴定管容量有10 mL,刻度最小0.05 mL,最小可读到0.01 mL,其结构一般与常量滴定管较为类似。微量滴定管容积有1 mL、2 mL、5 mL、10 mL,刻度最小0.01 mL,最小可读到0.001 mL。此外还有半微量半自动滴定管,它可以自动加液,但滴定仍需手动控制。

滴定管一般分为两种:酸式滴定管和碱式滴定管。酸式滴定管又称具塞滴定管,它的下端有玻璃旋塞开关,用来装酸性溶液、氧化性溶液及盐类溶液,不能装碱性溶液如NaOH等。碱式滴定管又称无塞滴定管,它的下端有一根橡皮管,中间有一个玻璃珠,用来控制溶液的流速,它用来装碱性溶液与无氧化性溶液,凡可与橡皮管起作用的溶液均不可装入碱式滴定管中,如$KMnO_4$、$K_2Cr_2O_7$、碘液等。由于不怕碱的聚四氟乙烯活塞的使用,克服了普通酸式滴定管怕碱的缺点,使酸式滴定管可以做到酸碱通用,所以碱式滴定管的使用大为减少。

(1)滴定管使用前的准备　①检查试漏:滴定管洗净后,先检查旋塞转动是否灵活,是否漏水。先关闭旋塞,将滴定管充满水,用滤纸在旋塞周围和管尖处检查。然后将旋塞旋转180°,直立2 min,再用滤纸检查。如漏水,酸式滴定管涂凡士林;碱式滴定管使用前应先检查橡皮管是否老化,检查玻璃珠是否大小适当,若有问题,应及时更换。②滴定管的洗涤:滴定管使用前必须先洗涤,洗涤以不损伤内壁为原则。洗涤前,关闭旋塞,倒入约10 mL洗液,打开旋塞,放出少量洗液洗涤管尖,然后边转动边向管口倾斜,使洗液布满全管,最后从管口放出(也可用铬酸洗液浸洗),然后用自来水冲净。再用蒸馏水洗3次,每次10~15 mL。碱式滴定管的洗涤方法与酸式滴定管不同,碱式滴定管可以将管尖与玻璃珠取下,放入洗液浸洗,管体倒立入洗液中,用吸耳球将洗液吸上洗涤。③润洗:滴定管在使用前还必须用操作溶液润洗3次,每次10~15 mL。润洗液弃去。④装液排气泡:洗涤后再将操作溶液注入至零线以上,检查活塞周围是否有气泡。若有,开大活塞使溶液冲出,排出气泡。滴定剂必须直接注入,不能使用漏斗或其他器皿辅助。碱式滴定管排气泡的方法:将碱式滴定管管体竖直,左手拇指捏住玻璃珠,使橡胶管弯曲,管尖斜向上约45°,挤压玻璃珠处胶管,使溶液冲出,以排出气泡。⑤读初读数:放出溶液后(装满或滴定完后)需等待1~2 min后方可读数。读数时,将滴定管从滴定管架上取下,左手捏住上部无液处,保持滴定管垂直。视线与溶液凹面(弯月面)最低点刻度水平线相切。视线若在弯月面上方,读数就会偏高;若在弯月面下方,读数就会偏低。若为有色溶液,其弯月面不够清晰,则读取液面最高点。一般初读数为0.00或0~1 mL之间的任一刻度,以减小体积误差。

有的滴定管背面有一条蓝带,称为蓝带滴定管。蓝带滴定管的读数与普通滴定管类似,当蓝带滴定管盛溶液后将有两个弯月面相交,此交点的位置即为蓝带滴定管的读数位置。

(2)滴定 滴定时,应将滴定管垂直地夹在滴定管夹上,滴定台应为白色。滴定管离锥形瓶口约1 cm,用左手控制旋塞,拇指在前,示指、中指在后,无名指和小指弯曲在滴定管和旋塞下方之间的直角中。转动旋塞时,手指弯曲,手掌要空。右手三指拿住瓶颈,瓶底离台2~3 cm,滴定管下端深入瓶口约1 cm,微动右手腕关节摇动锥形瓶,边滴边摇使滴下的溶液混合均匀。摇动锥形瓶的规范方式:右手执锥形瓶颈部,手腕用力使瓶底沿顺时针方向画圆,要求使溶液在锥形瓶内均匀旋转,形成旋涡,溶液不能有跳动。管口与锥形瓶应无接触。

碱式滴定管操作方法:滴定时,以左手握住滴定管,拇指在前,示指在后,用其他指头辅助固定管尖。用拇指和示指捏住玻璃珠所在部位,向前挤压胶管,使玻璃珠偏向手心,溶液就可以从空隙中流出。

滴定速度:液体流速由快到慢,起初可以"连滴成线",之后逐滴滴下,快到终点时则要半滴半滴加入。半滴的加入方法是小心放出半滴滴定液悬于管口,用锥形瓶内壁靠下,然后用洗瓶冲下。

终点操作:当锥形瓶内指示剂指示终点时,立刻关闭活塞停止滴定。洗瓶淋洗锥形瓶内壁。取下滴定管,右手执管上部无液部分,使管垂直,目光与液面平齐,读数。读数时应估读一位。滴定结束,滴定管内剩余溶液应弃去,洗净滴定管,夹在夹上备用。

(3)注意事项 ①滴定时,左手不允许离开活塞,放任溶液自己流下。②滴定时目光应集中在锥形瓶内的颜色变化上,不要去注视刻度变化而忽略反应的进行。③一般每个样品要平行滴定3次,每次均从零线开始,每次均应及时记录在实验记录表格上,不允许记录到其他地方。④使用碱式滴定管注意事项:用力方向要平,以避免玻璃珠上下移动。不要捏到玻璃珠下侧部分,否则有可能使空气进入管尖形成气泡。挤压胶管过程中不可过分用力,以避免溶液流出过快。⑤滴定也可在烧杯中进行,方法同上,但要用玻璃棒或电磁搅拌器搅拌。

2.移液管及吸量管 移液管是用来准确移取一定体积的溶液的量器。移液管是一种量出式仪器,只用来测量它所放出溶液的体积。它是一根中间有一膨大部分的细长玻璃管。其下端为尖嘴状,上端管颈处刻有一条标线,是所移取的准确体积的标志。

常用的移液管有5 mL、10 mL、25 mL和50 mL等规格。通常又把具有刻度的直形玻璃管称为吸量管。常用的吸量管有1 mL、2 mL、5 mL和10 mL等规格。移液管和吸量管所移取的体积通常可准确到0.01 mL。移液管基本操作如下。

(1)洗涤 洗涤前,应先检查移液管或吸量管的管口和尖嘴有无破损,若有破损则不能使用。①自来水洗涤若干次,较脏(内壁挂水珠)时,可用铬酸洗液洗净。使其内壁下端的外壁均不挂水珠,用滤纸片将流液口内外残留的水擦掉。②实验室用水润洗:自来水洗净后,要用实验室用水润洗2~3次,方法是用洗净并烘干的小烧杯盛装实验室用水,用移液管吸取5~10 mL,立即用右手示指按住管口(尽量勿使溶液回流,以免稀释),将管横过来,用两只手的拇指及示指分别拿住移液管的两端,转动移液管并使溶液布满全管内壁,当溶液流至距上口2~3 cm时,将管直立,使溶液由尖嘴(流液口)流出,弃去。③取预移溶液润洗:移取溶液前,先用准备移取的溶液洗涮3次,方法是用洗净并烘干的小烧杯倒出一部分预移取的溶液,用移液管吸取溶液5~10 mL,立即用右手示指按住管口(尽量勿使溶液回流,以免稀释),将管横过来,用两手的拇指及示指分别拿住移液管的两端,转动移液管并使溶液布满全管内壁,当溶液流至距上口2~3 cm时,将管直立,使溶液由尖嘴(流液口)流出,弃去。

(2)吸取溶液 用移液管自容量瓶中移取溶液时,右手拇指及中指拿管颈刻线以上的地方(后面二指依次靠拢中指),将移液管插入容量瓶内液面以下1~2 cm深度,不要插入太深,以免外壁沾带溶液过多;也不要插入太浅,以免液面下降时吸空,左手拿洗耳球,排除空气后紧按在移液管口上,借吸力使液面慢慢上升,移液管应随容量瓶中液面的下降而下降,当管中液面上升至刻线以上时,迅速用右手示指堵住管口(示指最好是潮而不湿)。

(3)调节液面　用滤纸擦去管尖外部的溶液,将移液管的流液口靠洁净小烧杯内壁,小烧杯倾斜约30°,管身保持直立,稍松示指,用拇指及中指轻轻捻转管身,使液面缓慢下降,直到调定零点,按紧示指,使溶液不再流出,将移液管插入准备承接溶液的容器中。

(4)放出溶液　承接溶液的器皿如是锥形瓶,应使锥形瓶倾斜约30°,移液管或吸量管直立,管下紧靠锥形瓶内壁,放开示指,使溶液自由地沿壁流下,流完后管尖端接触瓶内壁约15 s,再将移液管或吸量管移去。残留在管末端的少量溶液,不可用外力强使其流出,因校准移液管或吸量管时已考虑了末端保留溶液的体积。

(5)注意事项　①在调整零点和排放溶液过程中,移液管都要保持垂直,其流液口要接触倾斜的器壁(不可接触下面的溶液)并保持不动;等待15 s后,流液口内残留的一点溶液绝对不可用外力使其被震出或吹出;移液管用完应放在管架上,不要随便放在实验台上,尤其要防止管颈下端被沾污。②吸量管的全称是"分度吸量管",它是带有分度的量出式量器,用于移取非固定量的溶液。吸量管的使用方法与移液管大致相同,这里只强调几点:由于吸量管的容量精度低于移液管,所以在移取 2 mL 以上固定量溶液时,应尽可能使用移液管。使用吸量管时,尽量在最高标线调整零点。吸量管的种类较多,要根据所做实验的具体情况,合理地选用吸量管,如果实验精度要求很高,最好经容量校准后再使用。

3.容量瓶　容量瓶主要用于准确地配制一定浓度的溶液。它是一种细长颈、梨形的平底玻璃瓶,配有磨口塞。瓶颈上刻有标线,当瓶内液体在所指定温度下达到标线处时,其体积即为瓶上所注明的容积数。一种规格的容量瓶只能量取一个量。常用的容量瓶有 100 mL、250 mL、500 mL 等多种规格。

(1)试漏　使用前检查瓶塞处是否漏水。具体操作方法:在容量瓶内装入半瓶水,塞紧瓶塞,用右手示指顶住瓶塞,另一只手五指托住容量瓶底,将其倒立(瓶口朝下),观察容量瓶是否漏水。若不漏水,将瓶正立且将瓶塞旋转180°后,再次倒立,检查是否漏水,若两次操作,容量瓶瓶塞周围皆无水漏出,即表明容量瓶不漏水。经检查不漏水的容量瓶才能使用。

(2)洗涤　①自来水洗涤若干次,较脏(内壁挂水珠时),可用铬酸洗液洗涤,洗涤时将瓶内水尽量倒空,然后倒入铬酸洗液 10 ~ 20 mL,盖上塞,边转动边向瓶口倾斜,至洗液布满全部内壁。放置数分钟,倒出洗液,用自来水充分洗涤。②纯水或其他纯溶剂(如乙醇、甲醇、氯仿等)润洗 2 ~ 3 次。

(3)转移　若要将固体物质配制一定体积的溶液,通常是将把准确称量好的固体物质放在烧杯中,用少量溶剂溶解后,再定量地转移到容量瓶中。转移时要用玻璃棒引流。方法是将玻璃棒一端紧靠在容量瓶颈内壁上,但不要太接近瓶口,以免溶液溢出。待烧杯中的溶液倒尽后,烧杯不要直接离开搅棒,而应在烧杯扶正的同时使杯嘴沿玻璃棒上提 1 ~ 2 cm,同时直立,使附着在烧杯嘴上的一滴溶液流回烧杯中。为保证溶质能全部转移到容量瓶中,用少量水(或其他溶剂)涮洗烧杯 3 ~ 4 次,每次用洗瓶或滴管冲洗杯壁和搅棒,按同样的方法移入瓶中。

如果固体溶质是易溶的,而且溶解时又没有很大的热效应发生,也可将称取的固体溶质小心地通过干净漏斗放入容量瓶中,用水冲洗漏斗并使溶质直接在容量瓶中溶解。

如果是浓溶液稀释,则用移液管吸取一定体积的浓溶液,放入容量瓶中,再按下述方法稀释并定容。

(4)定容　溶液转入容量瓶后,加溶剂,稀释至 3/4 体积时,将容量瓶平摇几次(切勿倒转摇动),做初步混匀。这样又可避免混合后体积的改变。继续加溶剂至刻线以下约 1 cm,等待 1 ~ 2 min,小心地逐滴加入,直至溶液的弯月面与标线相切为止。盖紧塞子。

(5)摇匀　左手捏住瓶颈上端,示指压住瓶塞,右手三指托住瓶底,将容量瓶倒转并振荡,再倒转过来,仍使气泡上升至顶,如此反复 10 ~ 15 次,即可混匀。

(6)注意事项　①容量瓶的容积是特定的,刻度不连续,所以一种型号的容量瓶只能配制同一体积的溶液。在配制溶液前,先要弄清楚需要配制的溶液的体积,然后再选用相同规格的容量瓶。②易溶解且不发热的物质可直接用漏斗倒入容量瓶中溶解,其他物质基本不能在容量瓶里进行溶质的溶解,应将溶质在烧杯中溶解后转移到容量瓶里。③用于洗涤烧杯的溶剂总量不能超过容量瓶的标线。④容量瓶不能进行加热。如果溶质在溶解过程中放热,要待溶液冷却后再进行转移,因为一般的容量瓶是在 25 ℃下标定的,若将温度较高或较低的溶液注入容量瓶,容量瓶则会热胀冷缩,所量体积就会不准确,导致所配制的溶液浓度不准确。⑤容量瓶只能用于配制溶液,不能储存溶液,因为溶液可能会对瓶体进行腐蚀,从而使容量瓶的精度受到影响。⑥容量瓶用毕应及时洗涤干净,塞上瓶塞,并在塞子与瓶口之间夹一条纸条,防止瓶塞与瓶口粘连。

4. 电子天平　人们把用电磁力平衡被称物体重力的天平称为电子天平。其特点是称量准确可靠、显示快速清晰并且具有自动检测系统、简便的自动校准装置及超载保护等装置。

(1)电子天平及其分类　按电子天平的精度可分为以下几类。①超微量天平:超微量天平的最大称量是 2~5 g,其标尺分度值小于(最大)称量的 10^{-6}。②微量天平:微量天平的称量一般在 3~50 g,其分度值小于(最大)称量的 10^{-5}。③半微量天平:半微量天平的称量一般在 20~100 g,其分度值小于(最大)称量的 10^{-5}。④常量天平:此种天平的最大称量一般在 100~200 g,其分度值小于(最大)称量的 10^{-5}。⑤分析天平:是常量天平、半微量天平、微量天平和超微量天平的总称。⑥精密电子天平:这类电子天平是准确度级别为Ⅱ级的电子天平的统称。

电子天平的原理决定了电子天平对安放环境要求比较严苛,要求安装平台稳定、平坦,避免震动;避免阳光直射和受热,避免在湿度大的环境中工作;避免在空气直接流通的通道上。

每次使用天平前要仔细认真检查天平是否处于水平位置,如天平没有处于水平位置,那么称量时将会产生严重的误差。每当天平中的水平泡偏移出中心圆范围时,我们需要对天平进行水平调节。①当水平泡处于水平圈的上方时,表明电子天平的上方位置偏高,我们要通过旋转电子天平上部的两个转角,使水平泡下移。②当水平泡处于水平圈的下方时,表明电子天平的下方位置偏高,我们要通过旋转电子天平下部的两个转角,使水平泡上移。③当水平泡处于水平圈的左侧时,表明电子天平的左侧位置偏高,我们要通过旋转电子天平左侧的两个转角,使水平泡右移。④当水平泡处于水平圈的右侧时,表明电子天平的右侧位置偏高,我们要通过旋转电子天平右侧的两个转角,使水平泡左移。

提示:有时候水平泡处于斜角的位置,这就需要我们几个转角来回配合使用。

(2)天平的称量　①调水平:天平开机前,应观察天平后部水平仪内的水平泡是否位于圆环的中央,如果不是则通过天平的地脚螺栓调节,左旋升高,右旋下降。②预热:天平在初次接通电源或长时间断电后开机时,至少需要 30 min 的预热时间。因此,实验室电子天平在通常情况下,不要经常切断电源。③称量:按下 ON/OFF 键,接通显示器;等待仪器自检。当显示器显示零时,自检过程结束,天平可进行称量;放置称量纸,按显示屏两侧的 Tare 键去皮,待显示器显示零时,在称量纸上加所要称量的试剂称量。

称量完毕,按 ON/OFF 键,关断显示器。

(3)注意事项　①天平在安装时已经过严格校准,故不可轻易移动天平,否则校准工作需重新进行。②严禁不使用称量纸直接称量,每次称量后,请清洁天平,避免对天平造成污染而影响称量精度,以及影响他人的工作。

(4)其他注意事项　①称量前应检查天平是否正常,是否处于水平位置,玻璃框内外是否清洁。②称量物不能超过天平负载,不能称量热的物体。有腐蚀性或吸湿性物体必须放在密闭容器中称量。③同一化学试验中的所有称量,应自始至终使用同一架天平,使用不同天平会造成误差。④经常保持天平内部清洁,必要时用软毛刷或绸布清理干净或用无水酒精擦净。⑤天平内应放置干燥剂。称量不得超过天平的最大载荷量。

第二节　实验室仪器管理

一、实验室大型仪器管理

实验室的仪器设备是直接用于提供检测结果或进行辅助检测的,是实验室的重要资产,也是重要的检测工具。对检测结果的准确性和可靠性起到至关重要的作用。如何保持仪器设备的有效性和可靠性,使仪器设备处于完美的状态,在实验过程中显得尤为重要。

对于精密仪器,我们应依照仪器使用说明书的要求,在仪器的验收与安装、维护与检修、仪器设备的存档与奖惩制度上做出严格而又具有可行性和可操作性的规定。

(一)仪器设备的验收与安装

精密仪器设备购进到货后,由实验室主管组织验收小组,参读有关技术资料,在1周内进行初步验收,写出验收报告。如发现问题,必须在规定时间内提出索赔、补货、退货等报告。仪器设备安装后,要及时进行调试,逐项对仪器设备的功能、性能指标及辅助设备、工具等进行严格检查,只有在仪器设备连续运行3 d以上无问题,并能重复主要技术指标和操作人员及维修人员经培训能基本掌握仪器的使用维修后,才能在验收单上签字。仪器设备安装调试结束后,实验室管理人员要写出验收纪要,纪要中应详细说明仪器设备达到的指标、出现的问题及解决办法和遗留问题等,解决办法中要注明保修期内用户的要求和厂商应承担的责任。若存在故障,要及时通知厂商尽快派人维修及更换部件等。经调试,对达到要求的仪器设备,正式使用前要制定好操作规程。

(二)仪器设备的维护与检修

实验室的一切精密贵重仪器设备均要有专人管理,操作人员必须熟读技术说明书,熟练掌握机器的操作和维护技术,其他无论何人不准私自操作。凡需使用精密仪器设备分析测定样品,须经实验室主管审批后,与实验室操作人员联系方可进行仪器的使用,实验室操作人员严禁私自进行操作。

凡进入实验室的人员应爱护仪器设备,轻拿轻放,注意防潮、防震、防腐蚀等保养维护。严格遵守仪器的操作规程,听从管理人员的指导,严禁随便动手开启仪器上的各种旋钮和开关。使用完毕后须将仪器复位,清理台面,并认真填写使用记录(包括仪器工作状态、使用起止时限等)。实验室的一切仪器设备、化学试剂均有一定顺序位置,任何人不得随意搬移。未经实验室允许,不得将仪器借出或私自带走。仪器在运转中,如发现测试误差较大或出现异常响声、机件损坏等故障或事故发生时,应立即切断仪器上的电源,并及时报告实验室负责人,速请检修人员检查以做出维修安排,不得瞒报、漏报或私自处理。

仪器管理人员应对仪器设备进行维护,维护的重点是仪器设备的光学系统、空气净化系统、各气路管路接口、电子电路清洁防尘等。维护分日维护、周维护、月维护和年维护。

日维护:仪器管理人员每天要对其负责的仪器设备和环境进行清洁管理,做好仪器设备使用情况记录,特别注意事故苗头现象的详细记载。

周维护:仪器管理人员每周都要进行仪器设备和环境的清洁整理,并对仪器设备进行维护保养。实验室有关负责人员要对仪器设备的运转情况、工作日志登记情况和操作规程执行情况等进行重点检查。

月维护:仪器管理人员和维修人员每月都要进行仪器设备的技术性能和功能状况检查,做好维护保养、清洁环境,并对1个月来的仪器设备运转情况进行阶段性总结,写出书面报告,交实验室主管审定后存档。

年维护:仪器管理人员和维修人员每年都要对仪器设备表面和机箱内部进行清洁管理,做好维护保养,清点设备附件和专用工具,检查技术文件,同时对1年来的仪器设备运转情况写出书面总结报告,交实验室主管审定后存档。

仪器设备故障分自然故障和人为损失,前者是由于元器件变质或其他不可抗拒的原因,后者则是不遵守操作规程等人为因素所致。为保证实验的正常进行,避免实验室财产遭受损失,如发生故障应立即停机,保护好现场,详细记录故障情况并报告实验室主管以及通知检修人员,不得隐瞒或私自拆卸。对于不遵守操作规程,造成损坏后又不及时向管理部门汇报的,实验室有权给予处分。

检修仪器设备故障时,首先要进行故障分析,查清故障原因,提出排除故障方案,并报实验室主管批准。故障排除后,要针对故障发生原因、查验结果、排除修复等全过程的有关情况和仪器设备的现有技术性能等,写出报告并归档,以便总结经验,进一步做好仪器设备的维修工作。

(三)仪器设备的存档管理

凡随机带来的图纸、说明书、技术规程、维修手册、合格证、装箱单、标书、合同等,必须统一登记,分别列出档案,集中存入实验室。工作确有需要的,可按规定借阅或复印。安装、调试和验收资料,包括安装、调试和验收记录、制定的数据、重要图谱、性能鉴定资料、备忘录、验收方案等,要及时整理,完整归档。仪器设备的运行、维修资料,包括仪器设备的运行记录、检查记录、事故记录等要陆续归档。

二、低值耐用仪器管理

(一)量器类玻璃仪器的使用、维护与清洁

玻璃量器不能加热和受热,不能储存浓酸或浓碱,使用时应按有关的规定进行。量筒和量杯主要用于量取浓度和体积要求不很准确的溶液,读数时视线要与量筒(或量杯)内溶液凹面最低处保持水平。容量瓶用于配制浓度体积要求准确的溶液或做溶液的定量稀释。瓶塞应配套,密封性好,使用前要检查其是否漏水,配制或稀释溶液时,应在溶液接近标线时,用滴管缓缓滴加至溶液的凹面最低处与标线相切。容量瓶不能用来长久地储存溶液,特别是碱性溶液。滴定管是滴定分析时使用的较精密仪器,用于测量在滴定中所用溶液的体积,常量滴定管分酸式和碱式两种。使用前要检查其是否漏水,为了保证装入滴定管标准的浓度不被稀释,装标准液前要用该标准液洗涤3次,将标准液装满滴定管后,应排尽滴定管下部气泡,读数时视线要与溶液凹面最低处保持水平。移液管用于准确转移一定体积的液体,常量移液管有刻度吸管和胖肚吸管。使用时,洗净的移液管要用吸取液洗涤3次,放液时应使液体自然流出,流完后保持移液管垂直,容器倾斜45°,停靠15 s,移液管上无"吹"字样时残留于管尖的液体不必吹出,但移液管上有"吹"字样时,需将残留于管尖的液体吹出。

仪器的洗涤不仅要求洗去污垢,同时还要求不能引进任何干扰性的离子。洗净度一般可按下法检查:加水于器皿中,倾去水后,器壁上均匀地附着一层水膜,既不聚成水滴也不成股流下,即为洗净。仪器在使用前、实验完毕、储存超过规定时限后,均应进行洗涤。洗涤时先用自来水冲洗。量筒、量杯可注入洗涤剂(合成洗涤剂或洗衣粉溶液),稍稍用力振荡或用毛刷刷洗,再用自来水冲洗至无泡沫,容量瓶、滴定管、移液管沥干水后,注入少量铬酸洗液,浸泡4~6 h或过夜,倒出洗液(倒回洗液瓶内回收或倒入废洗液缸内统一处理),用自来水冲洗干净(不能用铬酸洗液洗涤含有乙醚的仪器,乙醚遇到铬酸洗液易发生爆炸);最后用蒸馏水顺内外壁冲洗2~3次即可。将洗净的仪器倒置在滤纸上、干净的架子上或专用橱内,任其自然滴水沥干;可用电吹风机将仪器用冷风或热风快速吹干;也可加少量易挥发的有机溶剂(乙醇、乙醚等)润湿后倾出,如此反复3~5次,再任其自然挥发至干燥或用电吹风机按热风—冷风顺序吹至干燥,此法可达到快速干燥的目的,但须注意室内通风、防火、防毒等,有机溶剂价格较贵,只有急用时才采用此法。量器应存放在洁净的环境中,并有防尘装置。

（二）容器类玻璃仪器的使用、维护与清洁

容器类玻璃仪器的使用应按有关规定进行。烧杯主要用于配制溶液,煮沸、蒸发、浓缩溶液,进行化学反应及少量物质的制备等,加热时应垫以石棉网;也可选用水浴、油浴或沙浴等加热方式,加热时内容物不得超过容积的2/3,加热腐蚀性液体时应加盖表面皿。烧瓶用于加热煮沸及物质之间的化学反应,加热时,应垫以石棉网(圆底烧瓶可以直接加热),加热时内容物不得超过容积的2/3。平底烧瓶和圆底烧瓶常用于反应物较多的固液反应或液液反应及一些需要较长时间加热的反应。使用前应认真检查有无气泡、裂纹、刻痕及厚薄不均匀等缺陷。三角烧瓶反应时便于摇动,常用作滴定操作中的容器。定碘烧瓶也称具塞烧瓶,主要用于碘量法的测定,加热时应将瓶塞打开,以免塞子冲出或瓶子破碎,并应注意塞子保持原配。蒸馏用烧瓶如需安装冷凝器等,应选短颈厚口烧瓶,连接蒸馏烧瓶与冷凝器时,穿过胶塞的支管伸入冷凝器内部分不应少于5 cm。多口烧瓶常用于制取气体或易挥发物质及蒸馏时作为加热容器。试管常用于定性试验,便于操作和观察,可直接加热,内容物加热时不应超过1/3,不需要加热时不要超过1/2,加热试管内的固体物质时,管口应向下倾斜,以防凝结水回流至试管底部而使试管破裂。离心管常用于定性分析中的沉淀分离,不能直接加热。比色管主要用于比较溶液颜色的深浅,对元素含量较低的物质,用目视法做简易快速定量分析。使用时不可加热,要保持管壁尤其管底的透明度。玻璃温度计表面应光洁透明,在刻度范围和感温泡上不得有影响读数和强度的缺陷,液柱不得有断柱现象,读数时应平视,勿用温度计搅拌,感温泡容易破损。仪器的洗涤不仅要求洗去污垢,同时还要求不能引进任何干扰性的离子。洗净度一般可按下法检查:加水于器皿中,倒去水后,器壁上均匀地附着一层水膜,既不聚成水滴也不成股流下,即为洗净。仪器在使用前、实验完毕、储存超过规定时限后,均应进行洗涤。洗涤时先用自来水冲洗。量筒、量杯可注入洗涤剂(合成洗涤剂或洗衣粉溶液),稍稍用力振荡或用毛刷刷洗,再用自来水冲洗至无泡沫,容量瓶、滴定管、移液管沥干水后,注入少量铬酸洗液,浸泡4~6 h或过夜,倒出洗液(倒回洗液瓶内回收或倒入废洗液缸内统一处理),用自来水冲洗干净(不能用铬酸洗液洗涤含有乙醚的仪器,乙醚遇到铬酸洗液易发生爆炸);最后用蒸馏水顺内外壁冲洗2~3次即可。洗净的仪器倒置在滤纸、干净的架子或专用的橱内,任其自然沥干;洗净的仪器置于105~120 ℃的烘箱内,烘烤1~2 h,厚壁仪器、实心玻璃塞应缓慢升温。烘干后置专用架子、专用厨或干燥器内保存。将洗净的仪器置于灯焰上直接烤干,试管可以将其倾斜,管口向下,由尾部逐渐向口部烘烤,见不到水珠后,将管口向上,赶尽水气,烧杯可置于石棉网上小火烘烤。容器应存放在洁净的环境中,并有防尘装置。

（三）其他类玻璃仪器的使用、维护与清洁

各玻璃仪器均应按其规定使用。漏斗主要用于过滤操作和向小口容器倾倒液体,可以过滤热溶液,但不得用火直接加热。玻璃砂芯滤器常与过滤瓶配套进行减压过滤,根据孔径大小不同(滤片号数越大孔径越小)可过滤不同的物质。使用时应注意避免碱液和氢氟酸的腐蚀,过滤瓶能耐负压,不能加热。干燥器主要用来保持物品的干燥,也可用来存放防潮的小型贵重仪器和已经烘干的称量瓶、坩埚等。使用时应在沿边上涂抹一薄层凡士林以免漏气,开启时,应使顶盖向水平方向缓缓移动。滴管从试剂瓶中取出后,应保持胶头在上,不可平放或斜放,以防滴管中的试液流入胶头,腐蚀胶头,沾污试剂。用滴管将试剂滴入试管或其他容器时,必须将它悬空放在管口或容器口的上方,绝对禁止将滴管尖伸入管内或容器内,以防管端碰壁黏附其他物质。冷凝管、接管和分馏管与其他仪器配套使用,用于冷凝、分馏操作,使用时注意内外磨口的紧密性,安装、拆卸应按顺序小心操作。蒸发皿主要用于溶液的蒸发、浓缩和结晶,平时应洗净、烘干,化验工作中对仪器的洗涤有较高的要求,不仅要求洗去污垢,同时还要求不能引进任何干扰的离子。

第五章

实验室安全管理

一、学生实验守则

1. 学生进入实验室必须严格遵守实验室的各项规章制度,服从实验教师和实验指导教师的管理。

2. 学生在实验课前必须认真预习,明确实验目的和要求,了解实验的基本原理、方法和步骤,熟悉仪器设备的操作规程及注意事项,熟悉实验的安全常识,经实验教师检查合格后,才能进行实验,未预习或预习未达到要求的,不准参加本次实验。

3. 实验前按指定的实验台入座,检查个人专用仪器、用具是否齐全完好并做好登记,如有缺损,应及时向实验教师或实验室人员报告,不准随意挪用邻桌的仪器、用具,不准随意动用实验室其他仪器设备。

4. 实验课不得迟到、旷课,不得早退,衣冠不整者不得进入实验室,不得将水杯、食品等物品带进实验室。

5. 在实验室内不准喧哗、打闹,不准吸烟,不准随地吐痰、乱丢杂物。

6. 实验时,学生在启动设备之前,需经指导教师或实验室管理员检查认可,规范操作,认真观察,如实记录实验数据。

7. 实验时,要注意安全,防止发生意外。若发生事故,应及时向实验指导教师报告,并采取相应的措施,减少事故造成的损失。

8. 损坏、丢失实验室的设备器材,应立即报告实验教师或实验人员进行登记,并按《仪器设备损坏、丢失处理办法》处理。

9. 实验完毕,应做好仪器设备的复位工作,关闭相应的水源、电源,清洁实验台和仪器设备,打扫实验室内卫生并经实验指导人员允许后方可离开实验室。

二、实验室管理人员职责

1. 上课前检查设备的性能状况,如发现问题应及时解决,以保证设备的正常使用。

2. 上班时做好设备登记,检查有无违规操作与使用的情况,若发现有不遵守操作规程者,应立即对其进行劝告或令其停止使用设备;下课后检查设备的性能状态,做到第一时间发现问题,第一时间解决问题。

3. 密切配合实验教师完成教学和科研任务。认真做好教学实验的准备工作,参与指导学生实际操作,不断提高教学实践质量。

4. 负责实验教学所需仪器、材料的准备工作,对材料的进出与使用情况做详细的记录与说明。

5.负责实验室仪器设备的保养,要不定期对仪器设备进行认真的检修,发现问题及时解决,并做好有关记录。

6.对仪器设备所带的附件、说明书、安装光盘等要分类保存,并做好相关记录。

7.要严格管理实验室的钥匙,不得遗失或转借他人。

8.下班时要关好门窗,检查设备的电源是否关闭,电灯、空调等是否关好,离开实验室时要确保门已安全锁好。

9.遇到问题及突发事件要及时向部门领导请示与报告。

10.完成领导交办的其他工作任务。

三、实验室安全管理制度

1.实验室的仪器设备、工具、器材等应放置整齐,保持清洁,无漏水、漏油、漏气现象,废料、废液要及时清除并按安全操作程序处理,不得随意倾倒。

2.电气设备或线路必须按规定装设,禁止超负荷用电,不准乱拉乱接电线,因实验需要拉接的临时线必须保障安全,用毕应立即撤除。

3.未经有关部门审核批准,严禁使用电炉、电加热器具。

4.各种压缩气体瓶不可靠近热源,离明火距离不得小于 10 m。夏季要防止烈日暴晒,使用中禁止敲击和碰撞。

5.消防器材放在明显便于取用的地方,周围不得堆放杂物,严禁把消防器材移作他用,工作人员应会使用灭火器材。

6.节假日必须有安全保卫措施,各实验室要排出节假日人员值班名单,把安全保卫工作落实到人。

7.对易燃、易爆、剧毒、放射性及其他危险物品,必须按物品性质进行严格管理,做到存放地点、位置安全可靠,数量清楚,并指定专人负责。

8.认真做好水、电、门、窗设施管理,做到经常检查,经常维修。工作人员离开实验室必须及时关闭电源及水源,每个实验室必须有专人管理。

四、仪器安全管理制度

1.仪器设备管理和使用要做到"三好"(管好、用好、完好)、"三防"(防尘、防潮、防震)、"四会"(会操作、会保养、会检查、会简单维修)、"四定"(定人保管、定人养护、定点存放、定期校验),保证仪器设备性能完好。

2.各实验管理人员负责本实验室各类资产的管理,对每台仪器设备要填卡、编号、登记入账。保持账目清楚,卡片存放有序,账、卡、物每年度核对一次,确保账、卡、物三者相符。

3.使用仪器设备,必须严格遵守操作规程及实验室有关管理规章制度。使用大型精密贵重设备,必须进行技术培训,经考核合格后方可上机操作。

4.实验课教师应对所用实验仪器设备全面负责,所使用的仪器、消耗品等由实验员安排提供,自己不能随意取用。

5.仪器设备借用必须办理相应借用手续。由借用部门提出申请,经实验中心(室)主任签字批准。原则上不借出校外,确因工作需要,应在不影响校内工作的前提下,经教务科研处同意,主管院领导批准后再借出。

6.仪器设备的变更,如增添、转让、租借、变卖、调拨、报废、丢失等,必须按有关制度到学院设备主管部门办理相应的手续,及时进行账、卡调整,确保管理部门与财产使用单位的账、卡相符。

7.加强仪器设备的维护和保养工作。发生故障及时维修或报修,以确保仪器设备处于完好状态。

8.管理人员队伍力求稳定,需调离时必须办理账、卡、物移交工作。

第二篇

卫生学实验与实习

第一章

环境卫生学

实验一　气象条件测定与卫生学评价

【实验意义】　气象条件一般是指气温、气湿、气流和气压的综合变化表现,具有重要的卫生学意义,与人体健康密切相关。气象条件的剧烈变化可引起多种疾病;适时测定气象条件有利于指导人们采取措施预防疾病的发生。因此,学会测定环境中气象条件的测定方法,对了解居住环境、公共场所环境或办公场所环境、病人住院环境、劳动车间的环境等条件的优劣奠定良好的基础。

【实验目的】

1. 掌握环境气象条件测定仪器的正确测定操作。

2. 熟悉影响测定结果的重要环节和注意事项。

3. 了解常用仪器基本结构和工作原理。

【实验内容】

1. 气温的测定。

2. 气湿的测定。

3. 气流的测定。

4. 气压的测定。

【实验方法】

(一) 气温的测定

温度是表示物体冷热程度的物理量,空气的温度称为气温,一般是指距离地面1.5 m左右,处于通风、防辐射条件下用温度计测得的温度。

气温具有重要的卫生学意义。它是影响体温调节的一个主要环境因素。15~21 ℃是人体感觉最舒适的温度区段,最适宜于人们的生活和工作;20 ℃左右,人的体力消耗最小,工作效率最高,是最佳的工作环境温度。气温过高、过低都不利于人体健康。测定气温还可以帮助了解气温变化与空气污染程度的关系。根据气温对空气污染物扩散情况的影响,人们将空气分为不稳定、中性和稳定 3 种状态。高空气温显著低于地面气温时,地面热空气迅速上升,上层冷空气下降,形成对流,这时空气不稳定,对流作用不断地把污染物带入较高的上空混合稀释。当地面气温低于高空气温时,将产生气温逆增,此时空气处于稳定状态,污染物不能上升,难以扩散,地面空气中污染物浓度将显著增高。

气温的季节性变化、日内变化对空气的污染程度也有明显的影响。冬季地面气温低,空气污染严重。一日之内早晚气温低,污染物浓度增高,而中午和下午气温相对较高,污染较轻。另外,中午和下午太阳辐射强度最强,空气的光化学烟雾污染也最严重。

气温的表示分摄氏温度(℃)和华氏温度(℉)。我国法定采用摄氏温度(℃),而美国则常采用华氏温度(℉)。下面以玻璃液体温度计为例叙述。

1. 原理　常用的玻璃液体温度计有水银温度计、酒精温度计,它们由球部(温包)和玻璃细管组成。温度计的球部是一玻璃薄壁,内装水银或酒精;玻璃细管是一根内空的玻璃管,与球部连通,形成一个封闭的空间。气温变化时,玻璃、液体都因热胀冷缩,体积改变,由于水银、酒精的膨胀系数比玻璃的大,因此,当气温变化时,玻璃细管内的液柱高度随之变化。水银温度计的测定范围大(-35 ~ 350 ℃),酒精温度计可以测定较低的温度,但不能测定太高的温度,测定范围小(-100 ~ 75 ℃)。

2. 器材　水银温度计或酒精温度计。

3. 操作　选择适当的测定地点,将温度计垂直悬挂于 1.5 m 高处测定气温。在室内,测定气温的地点应无热辐射、不靠近发热设备和通风装置、不接触冷的物体;在室外,测定气温的地点要平坦、自然通风、大气稳定度好。

测定 5 ~ 10 min 后读数。读数时应暂停呼吸,迅速读数,先读小数,后读整数。视线与液柱上端平行,水银温度计读取凸出弯月面最高点对应的数字,酒精温度计则读取凹月面最低点对应的数字。

4. 注意事项

(1)使用前要检查温度计的完好性:水银或酒精液柱应连贯,没有间断。如有间断,可通过离心、冷却或加热消除间断。玻璃液体温度计平时尽可能垂直静放,不能倒置、振动。

(2)要根据现场气温的高低选择合适的温度计。

(3)要正确使用温度计:测定时,温度计球部要干燥,若沾有水滴,读数将偏低。手要握在读数刻度以上部位;避免呼吸和人体温度影响温度计的读数;要防止环境热辐射的影响。当待测环境中存在热辐射时,应选用通风温度计测定气温,不宜选用普通水银温度计或酒精温度计测定,因条件限制必须选用时,应在热辐射源与温度计之间放一隔热石棉板或金属片,也可以用铝箔或锡纸圆筒围住温度计的球部,阻隔热辐射的影响。

(4)要求准确测定温度时,应先校正温度计。

附:温度计的校正

温度计的读数刻度是等分刻制的,而测温物质(如水银、酒精)的感温属性与温度示值之间并不呈现严格的线性关系。因此,由等分刻制反映的温度读数与实际温度之间存在误差。温度计在使用前应进行校正,减免等分刻度等因素引起的误差。

校正温度计的方法较多,常用方法有标准温度计法、水沸点-冰点法。这两种方法操作简便,适用范围广。

实验室备有标准温度计时,可用标准温度计法校正温度计。先用标准温度计和待校正的温度计同时测定水的沸点(B_0 和 B_1);将温度计取出,在空气中自然冷却一段时间,温度读数接近室温后,再同时测定水的冰点(M_0 和 M_1)。若待校正的温度计测得现场气温为 M_x,那么,现场气温的校正值为:

$$M = \frac{B_0 - M_0}{B_1 - M_1}(M_x - M_1)$$

没有标准温度计或不使用标准温度计时,可以用水沸点-冰点法校正温度计读数。假设测得现场的气温为 M_x,气压为 P_x,根据 P_x 值和相近气压下水的沸点、冰点数值(表2-1-1),用内插法计算出现场气压下对应的水的理论沸点、理论冰点(B_0 和 M_0);同标准温度计校正法一样,在实验室用待校正的温度计分别测定 B_1、M_1,将 B_0、M_0、B_1、M_1 和 M_x 代入上式,计算出现场气温的校正值 M。

因为 B_0 和 M_0 值是现场气压下计算的理论值,因此,该校正方法又称为理论沸点法。

表2-1-1　不同气压下水的沸点、冰点

大气压(kPa)	沸点(℃)	冰点(℃)	大气压(kPa)	沸点(℃)	冰点(℃)
101.325	100.0	0	96.425	98.7	0
100.415	99.8	0	95.760	98.5	0
99.750	99.6	0	95.095	98.3	0
99.085	99.4	0	94.430	98.1	0
98.420	99.3	0	93.760	97.9	0
97.755	99.1	0	93.100	97.7	0
97.090	98.9	0			

(二)气湿的测定

空气的湿度称为气湿,表示空气的含水量。气湿变化较大,一般随气温升高而增大。气湿与地理位置有关。海洋湖泊附近和森林绿地地带气湿较大,沙漠和高山地区气湿小;城市因热岛效应、植被面积小,湿度比郊区的小。

空气湿度对空气污染物的扩散有较大的影响。气温较低湿度较大时,空气中的水蒸气容易以烟尘、微尘为凝结核形成雾,使污染物粒子增重下沉,积聚在低层空气中,阻碍了烟气的扩散,加重了空气的污染。所以当气湿很大形成雾时,空气中污染物的浓度往往显著增高,污染加重。伦敦烟雾事件和美国多诺拉的空气污染公害事件都是在有雾的情况下形成的严重空气污染事件。

气湿对人体热平衡有重要作用。高温高湿时人感到烦闷,低温高湿时人感到寒冷,湿度过低时人感到口干舌燥,还可能导致皮肤干裂。

卫生学中用以下5种物理参数表征气湿,其中相对湿度应用最多。①绝对湿度:一定气温下,单位体积空气中所含水汽的质量,通常用 g/m^3 或 mg/m^3 表示,也可用水蒸气的分压(kPa)来表示。②最大湿度:一定气温下,单位体积空气中所含水汽的最大量,又称为空气的饱和湿度。③饱和差:一定气温下,空气的最大湿度与绝对湿度之差。它反映在某气温下,单位体积空气中还能容纳水汽的量,即单位体积空气中实际含有水汽的量距离饱和状态的程度,差距越大,说明单位空气中还可容纳越多的水汽。④生理饱和差:37℃时空气的最大湿度与绝对湿度之差。生理饱和差愈大,表明人体散热愈容易,反之愈难。生理饱和差为负值时,人体不能借助蒸发汗水来散热,对人体健康不利。最大湿度、饱和差和生理饱和差的单位与绝对湿度的单位相同。⑤相对湿度:是绝对湿度与最大湿度的比值,即空气中实际含水汽的量与同一温度条件下饱和水汽量的比值,用百分比表示。人们常用相对湿度来表示空气湿度。一般情况下,相对湿度为30%~70%时人体感到舒适;相对湿度大于80%时为高气湿,小于30%时为低气湿。居室内较舒适的气象参数:室温 18 ℃时,相对湿度应控制在 30% ~ 40%;室温 25 ℃时,相对湿度应控制在40% ~ 60%。当外界温度超过 30 ℃,相对湿度高于 70% 时,生理饱和差小,皮肤表面蒸发散热发生困难,可能出现人体体温调节障碍。

以通风干湿度计法为例。

该方法只能够测定某一时刻空气的湿度,不能连续测定某一时段的气湿,不能记录气湿的连续变化。因此,准确地说这种测定湿度的仪器是通风干湿表,这种测定方法又称为通风干湿表法。

通风干湿度计法常选用通风温湿度计、干湿球温湿度计测定气湿;这两种仪器结构相似,测湿原理相同,操作方便,应用广泛。

1. 原理　一定温度的气流匀速通过干湿球温湿度计时,干球温度计显示空气的温度。由于湿球表面湿度较空气的大,空气流过湿球时,加速了表面水分蒸发的速度,导致湿球球部温度下降,温度示值低于干球温度计的读数。被测空气愈干燥,湿球水分蒸发越快,干湿球温湿度计温差越大,利用温差值可以测定空气的湿度。

2. 器材　通风温湿度计。

3. 操作

(1)先将湿球纱布湿润。

(2)用钥匙旋转风扇发条,风扇开始转动。将仪器悬挂在测定地点。

(3)经 3 ~ 5 min 后,读取湿球及干球温度计的读数,结果查表得到相对湿度,干球所示为空气温度。

4. 注意事项

(1)温度计球部要清洁;干球球部要干燥无水滴;纱布湿润前,两支温度计的状态相同,温度读数差值不超过 0.1 ℃。

(2)为了确保纱布具有良好的吸水性,纱布要干净,要及时更换,最好是脱脂、洗去糨糊的白色薄针织纱布。为了保证球部湿润程度一致,纱布要紧贴球部,不能折叠,重叠部分越少越好。加水湿润纱布时要控制好加水量,以保证球部周围空气流通,以利于湿球球面水分正常蒸发。

(三)气流的测定

当气温、气压不同时,空气将从低温处向高温处流动,从高气压处向低气压处流动。空气的流动称为气流,又称为风。

空气做水平运动时具有方向和速率。水平气流的来向称为风向。风的速率称为风速,指单位时间内空气在水平方向流过的距离,单位为 m/s 或 km/h 等。

风(气流)能促使干冷空气和暖湿空气交换,影响气候,影响居室房间的通风换气和人体的散热。

风向和风速对空气污染物具有传递和稀释作用,是决定污染物在空气中的扩散程度和污染程度的重要因素。在风向和风速的作用下,污染物在空气中可由一处迁移到另一处;由于空气的稀释,污染物的浓度逐渐降低,而污染范围逐渐扩大。

1. 杯状风速计测定法

(1)原理　利用风力使风杯转动,从指针转动的周数及所用时间算出空气流动的速度。

(2)器材　杯状风速计。

(3)操作

1)使用前先记下风速计的原始读数。

2)将风速计放置测定地点,纵轴与空气流动方向垂直,等风杯转动后开动启动开关,并同时用秒表记录时间。

3)经 100 s,将风速及秒表同时关闭。记录指针读数和时间,算出风速。

 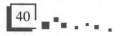

2. 热球式电风速计

（1）原理　本仪器的探头部装有热电偶的热端（切勿触碰和摔振），另一端暴露于空气中，在不同风速下热电偶的热端散热量不同，因而其温度下降的程度不同，风速小时，下降的程度小，反之程度大。下降程度的大小通过热电偶在电表上指示出来。经校正后，即可从电表读数，表示风速，该仪器测定范围为 0.05～10 m/s。

（2）器材　热球式电风速计。

（3）操作

1）使用前指针应指于零点，否则调"机械调零螺丝"进行调零。

2）将"校正开关"置于"断"位，将测杆探头的插头插在插座上（注意方向，否则损坏插头），此时测杆不要打开。

3）再将"校正开关"转至"满度"位，慢慢调整"满度调节"旋钮，使电表指针在满度位。

4）将"校正开关"置于"零"位，慢慢调整"粗调"或"细调"旋钮，使电表指针在零点位（调整"粗调"或"细调"旋钮，如果电表指针不能回到零点位，说明串联的 3 节电池已耗尽，应更换）。

5）完成以上步骤后，轻轻拉出测杆探头并使探头上的红点面对风向。根据电表读数查阅校正曲线得出被测风速。

6）在测定若干分钟（10 min 左右）后，必须重复 3）、4）步骤一次，使仪表内电流得到标准化。

7）测毕，应将"校正开关"置于"断"位，以免耗费电池。

（4）注意事项

1）热辐射对测定有影响，注意避免。

2）不要用手或用口吹探头部位。

（四）气压的测定

包围在地球表面的大气层，以其自身的重量对地球表面产生的压力称为大气压强，简称气压。气压的法定计量单位是帕（Pa），还有百帕（hPa）、千帕（kPa）、兆帕（MPa）。

通常把北纬 45°的海平面上，0 ℃时的正常气压（101.325 kPa）称为一个大气压或一个标准大气压。

气压具有重要的卫生学意义。气压过高或过低对人体生理活动都有影响，甚至产生危害作用。气压太低时，人可能因为缺氧而引发高山病和航空病。人从气压高的地方突然转移到正常气压的地方时，由于减压过速也可能发生潜涵病，也叫减压病。

气压的变化往往还显著地影响风向、风力等气象参数的变化。随着气压的升高，大气中污染物浓度也相应增大。例如，气压低于 750 hPa 时，SO_2 的浓度为 0.035 mg/m³；气压为 760～770 hPa 时，气压的浓度增至 1.583 mg/m³。

尤其重要的是，空气样品的体积与气压直接相关。因此，在空气理化检验工作中，采样时必须测定现场气压，以便将现场采样体积换算为标准状态下的体积。常用的仪器有空盒气压计、水银气压计等。以空盒气压计测定法为例叙述。

1. 原理　空盒气压计由具有弹性的波状薄壁金属空盒构成，空盒正面有刻度盘和指针，指针与杠杆系统连接。盒内呈真空状态，当气压增高时，盒壁收缩而内凹；气压降低时，盒壁膨胀而隆起。借助于杠杆和齿轮的转动，盒壁的这些变化被放大并传递到指针，指示出气压值。

2. 器材　空盒气压计。

3. 操作　将仪器平放，先读取气温值，准确到 0.1 ℃。用手指轻扣仪器表面数次，以克服传递部分的机械摩擦误差，再读取气压值。

4. 注意事项　为了使测定结果更加精确,读数后要对气压值进行修正。一是进行仪器误差修正,主要是修正仪器自身读数基点不准、标尺刻度不准所引起的读数误差。从气压计附表的刻度订正曲线中查得订正值,修正仪器刻度误差。二是进行温度修正,就是把不同气温下测量的气压值换算为 0 ℃时的气压值,以便于比较。温度订正值可按下式计算或查表求得:

$$\Delta P = a \times t$$

式中,P 为温度订正值,hPa;t 为测定时的气温,℃;a 为温度系数,即当温度改变 1 ℃时,空盒气压计读数的改变值,可以从仪器检定证中查得。

当气温在 0 ℃以上时,从气压读数中减去气温订正值;气温在 0 ℃以下时,则加上气温订正值。

实验二　室内空气中甲醛测定

【实验意义】　室内空气中的甲醛已经成为影响人类身体健康的主要污染物,对身体健康影响极大,引起越来越多的人关注室内空气中甲醛的含量。空气中甲醛的测定方法很多,主要有乙酰丙酮比色法、酚试剂比色法、气相色谱法、电化学传感器法等。这里主要介绍酚试剂比色法与乙酰丙酮比色法。酚试剂比色法灵敏度高,选择性略差;乙酰丙酮比色法灵敏度略低,但选择性好。

【实验目的】
1. 掌握室内空气采样的要求和方法。
2. 熟练掌握甲醛测定的两种常用方法。

【实验内容】
1. 酚试剂比色法测定甲醛含量。
2. 乙酰丙酮比色法测定甲醛含量。

【实验方法】

（一）酚试剂比色法

1. 原理　甲醛与酚试剂反应生成嗪(含有一个或几个氮原子的不饱和六元杂环化合物的总称),在高铁离子(本法氧化剂选用硫酸铁铵)的存在下,嗪在酸性溶液中被高铁离子氧化形成蓝绿色化合物,根据颜色深浅,比色测定。

当采样体积为 10 L 时,本法最低检出浓度为 0.01 mg/m³。

2. 器材　大型气泡吸收管、大气采样器(流量范围 0~1 L/min)、10 mL 具塞比色管、分光光度计。

3. 试剂

（1）吸收液　称取 0.10 g 酚试剂(3-甲基-苯并噻唑腙,简称 MBTH),溶于水中,稀释至 100 mL,即为吸收原液,储于棕色瓶,放入冰箱,可稳定 3 d。采样时,量取 5 mL 上述溶液,加 95 mL 水,即为吸收液。

（2）1% 硫酸铁铵溶液　称取 1.0 g 硫酸铁铵,用 0.1 N 盐酸溶液溶解,并稀释至 100 mL。

（3）甲醛标准溶液　量取 10 mL 36%~38% 甲醛,用水稀释至 500 mL,用碘量法标定甲醛溶液的浓度。使用时,先用水稀释成每毫升含 10 μg 甲醛的溶液。然后立即吸取 10.00 mL 此稀释液于 100 mL 容量瓶中,加 5 mL 吸收原液,再用水稀释至标线。此溶液每毫升含 1 μg 甲醛。放置 30 min 后,用以配制标准色列。此标准溶液可稳定 24 h。

标定方法:吸取 5.00 mL 甲醛溶液于 250 mL 碘量瓶中,加入 40.00 mL 0.1 N 碘溶液,立即逐滴地加入 30% 氢氧化钠溶液,至颜色褪至淡黄色为止。放置 10 min,加 5 mL(1+5)盐酸溶液酸化(做空白滴定时需多加 2 mL)。置暗处放置 10 min,加 100~150 mL 水,用 0.1 N 硫代硫酸钠标准溶液滴定至淡黄色,加 1 mL 新配的 0.5% 淀粉指示剂,继续滴定至蓝色刚刚褪去。

另取 5 mL 水,同上法进行空白滴定。

按下式计算甲醛溶液的浓度:

$$\text{甲醛溶液浓度}(mg/mL) = \frac{(V_0-V)\times N\times 15.0}{5.00}$$

式中:V 为滴定样品所用硫代硫酸钠标准溶液体积,mL;V_0 为空白滴定所用硫代硫酸钠标准溶液体积,mL;N 为硫代硫酸钠标准溶液的当量浓度;15.0 为甲醛的当量。

4. 操作

(1)采样 采样前,被采样房间必须密闭 24 h。用一个内装 5 mL 吸收液的大型气泡吸收管,以 0.5 L/min 流量,采气 10 L。

(2)步骤

1)标准曲线的绘制 取 8 支 10 mL 比色管,按表 2-1-2 配制标准色列。

表 2-1-2 标准色列配制

管号	0	1	2	3	4	5	6	7
甲醛标准溶液(1 μg/mL)(mL)	0.00	0.10	0.20	0.40	0.60	0.80	1.00	1.50
吸收液(mL)	5.00	4.90	4.80	4.60	4.40	4.20	4.00	3.50
甲醛含量(μg)	0.00	0.1	0.2	0.4	0.6	0.8	1.0	1.5

在各管中加入 0.40 mL 1% 硫酸铁铵溶液,摇匀。放置 15 min 后,用 1 cm 比色皿,于波长 630 nm 处,以水为参比,测定吸光度。以吸光度对甲醛含量(μg),绘制标准曲线,或用最小二乘法计算标准曲线的回归方程式:

$$Y=bX+a$$

式中:Y 为 $A-A_0$,即标准溶液吸光度(A)与试剂空白液吸光度(A_0)之差;X 为甲醛含量,μg;b 为回归方程式的斜率;a 为回归方程式的截距。

2)样品测定 采样后,将样品溶液移入比色管中,用少量吸收液洗涤吸收管,洗液并入比色管使总体积为 5 mL。以下步骤同标准曲线的绘制。

5. 计算

$$\text{甲醛}(HCHO, mg/m^3) = \frac{(A-A_0)a}{bV_r}$$

式中:A 为样品溶液吸光度;A_0 为试剂空白液吸光度;b 为回归方程式的斜率;a 为回归方程式的截距;V_r 为换算为参比状态下的采样体积,L。

6. 注意事项

(1)绘制标准曲线时与样品测定时的温度差应不超过 2 ℃。

(2)标定甲醛时,在摇动下逐滴加入 30% 氢氧化钠溶液,至颜色明显褪去,再摇片刻,待褪成淡黄色,放置后应褪至无色。若碱量加入过多,则 5 mL(1+5)盐酸溶液不足以使溶液酸化。

(3)碘量法标定甲醛溶液的浓度的原理:甲醛在碱性介质中被碘氧化成甲酸,剩余的碘在酸性条件下用 $Na_2S_2O_3$ 滴定,从而计算甲醛的量。

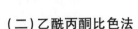
(二)乙酰丙酮比色法

1. 原理 甲醛溶于水中,在铵盐存在下,与乙酰丙酮作用,生成黄色的3,5-二乙酰基-1,4-二氢卢剔啶,根据颜色深浅,比色测定。酚大于甲醛1 500倍、乙醛大于甲醛300倍时,不干扰测定。

本法检出限为0.25 μg/5 mL(按吸光度0.01相应甲醛含量计),当采样体积为30 L时,最低检出浓度为0.008 mg/m³。

2. 器材

(1)大型气泡吸收管。

(2)大气采样器:流量范围0~1 L/min。

(3)10 mL具塞比色管。

(4)分光光度计。

3. 试剂

(1)吸收液 重蒸馏水。

(2)乙酰丙酮溶液 称取25 g乙酸铵,加少量水溶液,加3 mL冰醋酸及0.25 mL新蒸馏的乙酰丙酮,混匀,加水稀释至100 mL。

(3)甲醛标准溶液 量取10 mL 36%~38%甲醛,用水稀释至500 mL。标定方法同酚试剂比色法。临用时,用水稀释至每毫升含5 μg甲醛的标准溶液。

4. 操作

(1)采样 采样前,被采样房间必须密闭24 h。日光照射能使甲醛氧化,因此在采样时选用棕色吸收管,在样品运输和存放过程中,都应采取避光措施。

用一个内装5 mL水及1 mL乙酰丙酮溶液的大型气泡吸收管,以0.5 L/min流量,采气30 L。

(2)步骤

1)标准曲线的绘制 取8支10 mL比色管,按表2-1-3配制标准色列。

表2-1-3 标准色列配制

管号	0	1	2	3	4	5	6	7
水(mL)	5.00	4.90	4.80	4.60	4.40	4.00	3.00	2.00
乙酰丙酮溶液(mL)	1.00	1.00	1.00	1.00	1.00	1.00	1.00	1.00
甲醛标准溶液(5 μg/mL)(mL)	0.00	0.10	0.20	0.40	0.60	1.00	2.00	3.00
甲醛含量(μg)	0.0	0.5	1.0	2.0	3.0	5.0	10.0	15.0

各管混匀后,在室温下放置2 h,使其显色完全。用1 cm比色皿,于波长414 nm处,以水为参比,测定吸光度。以吸光度对甲醛含量(μg),绘制标准曲线,或用最小二乘法计算标准曲线的回归方程式,见酚试剂比色法。

2)样品测定 采样后,在室温下放置2 h,将样品溶液移入比色皿,以下步骤同标准曲线的绘制。

5. 计算

$$甲醛(CH_2O, mg/m^3) = \frac{(A - A_0)a}{bV_r}$$

式中:A为样品溶液吸光度;A_0为试剂空白液吸光度;b为回归方程式的斜率;a为回归方程式的截距;V_r为换算为参比状态下的采样体积,L。

6.注意事项

（1）乙酰丙酮及乙酸铵的纯度对试剂空白液吸光度影响很大。乙酰丙酮须经减压蒸馏，在 6 ~ 7 kPa 条件下,收集 27 ~ 28 ℃ 馏分。此试剂应无色透明,充氮气密封保存。

（2）采样后,在室温(20 ~ 25 ℃)下,2 h 后显色完全,在 10 h 内测定,吸光度稳定。

附1:室内空气卫生要求与质量标准(摘自国家有关标准)

一、室内空气卫生要求

1.室内空气应无毒、无害、无异常臭味,各种污染物浓度不应超过所规定的限值。

2.室内建筑和装修材料,燃料和燃具,以及室内用品不应对人体健康造成危害,也不应释放影响室内空气质量的污染物。

3.室内装修完成后,应充分通风换气,使室内空气质量达到卫生标准。

4.室内空气应保持清洁、新鲜和舒适,应尽量采用自然通风。

二、室内空气质量标准

室内空气质量标准见表 2-1-4。

表 2-1-4　室内空气质量标准

序号	参数类别	参数	单位	标准值	备注
1	物理性	温度	℃	22 ~ 28	夏季空调
				16 ~ 24	冬季采暖
2		相对湿度	%	40 ~ 80	夏季空调
				30 ~ 60	冬季采暖
3		空气流速	m/s	0.3	夏季空调
				0.2	冬季采暖
4		新风量	$m^3/(h \cdot 人)$	30^3	-
5	化学性	二氧化硫(SO_2)	mg/m^3	0.50	1 h 平均值
6		二氧化氮(NO_2)	mg/m^3	0.24	1 h 平均值
7		一氧化碳(CO)	mg/m^3	10	1 h 平均值
8		二氧化碳(CO_2)	%	0.10	日平均值
9		氨(NH_3)	mg/m^3	0.20	1 h 平均值
10		臭氧(O_3)	mg/m^3	0.16	1 h 平均值
11		甲醛(HCHO)	mg/m^3	0.10	1 h 平均值
12		苯(C_6H_6)	mg/m^3	0.11	1 h 平均值
13		甲苯(C_7H_8)	mg/m^3	0.20	1 h 平均值
14		二甲苯(C_8H_{10})	mg/m^3	0.20	1 h 平均值
15		苯并[a]芘{B(a)P}	mg/m^3	1.0	日平均值
16		可吸入颗粒物(PM10)	mg/m^3	0.15	日平均值
17		总挥发性有机化合物(TVOC)	mg/m^3	0.60	8 h 平均值
18	生物性	菌落总数	CFU/m^3	2 500	依据仪器定
19	放射性	氡(^{222}Rn)	Bq/m^3	400	年平均值 (行动水平)

三、有关说明

1. 采样点的数量　采样点的数量根据监测室内面积大小和现场情况而确定,以期能正确反映室内空气污染物的水平。原则上小于 50 m² 的房间应设 1～3 个点;50～100 m² 设 3～5 个点;100 m² 以上至少设 5 个点。在对角线上或梅花式均匀分布。

2. 采样点的位置、高度与频率　采样点应避开通风口,离墙壁距离应大于 0.5 m。采样点的高度原则上与人的呼吸带高度相一致。相对高度 0.5～1.5 m。采样时间和频率:年平均浓度至少采样 3 个月,日平均浓度至少采样 18 h,8 h 平均浓度至少采样 6 h,1 h 平均浓度至少采样 45 min,采样时间应涵盖通风最差的时间段。

3. 结果记录与分析评价　采样时要对现场情况、各种污染源、采样日期、时间、地点、数量、布点方式、大气压力、气温、相对湿度、空气流速及采样者签字等做出详细记录,随样品一同报到实验室。

测试结果以平均值表示,化学性、生物性和放射性指标平均值符合标准值要求时,为符合本标准。如有一项检验结果未达到本标准要求时,为不符合本标准。

附 2:室内空气中各种参数的检验方法(表 2-1-5)

表 2-1-5　室内空气中各种参数的检验方法

序号	参数	检验方法	来源
1	二氧化硫(SO_2)	甲醛溶液吸收-盐酸副玫瑰苯胺分光光度法	(1) GB/T 16128 (2) BG/T 15262
2	二氧化氮(NO_2)	改进 Saltzaman 法	(1) GB 12372 (2) GB/T 15435
3	一氧化碳(CO)	(1) 非分散红外法 (2) 不分光红外线气体分析法、气相色谱法、汞置换法	(1) GB 9801 (2) GB/T 18204.23
4	二氧化碳(CO_2)	(1) 不分光红外线气体分析法 (2) 气相色谱法 (3) 容量滴定法	GB/T 18204.24
5	氨(NH_3)	(1) 靛酚蓝分光光度法 (2) 纳氏试剂分光光度法 (3) 离子选择电极法 (4) 次氯酸钠-水杨酸分光光度法	(1) GB/T 18204.25 (2) GB/T 14668 (3) GB/T 14669 (4) GB/T 14679
6	臭氧(O_3)	(1) 紫外光度法 (2) 靛蓝二磺酸钠分光光度法	(1) GB/T 15438 (2) GB/T 18204.27 (3) GB/T 15437
7	甲醛(HCHO)	(1) AHMT 分光光度法 (2) 酚试剂分光光度法、气相色谱法 (3) 乙酰丙酮分光光度法	(1) GB/T 16129 (2) GB/T 18204.26 (3) GB/T 15516
8	苯(C_6H_6)	气相色谱法	(1) GB/T 18883—2002 附录 B (2) GB 11737

续表 2-1-5

序号	参数	检验方法	来源
9	甲苯(C_7H_8)、二甲苯(C_8H_{10})	气相色谱法	(1) GB 11737 (2) GB 14677
10	苯并[a]芘{B(a)P}	高效液相色谱法	GB/T 1539
11	可吸入颗粒物(PM10)	撞击式-称重法	GB/T 17095
12	总挥发性有机化合物(TVOC)	气相色谱法	GB/T 18883—2002 附录 C
13	菌落总数	撞击法	GB/T 18883—2002 附录 D
14	温度	(1)玻璃液体温度计法 (2)数显式温度计法	GB/T 18204.13
15	相对湿度	(1)通风干湿表法 (2)氯化锂湿度计法 (3)电容式数字湿度计法	GB/T 18204.14
16	空气流速	(1)热球式电风速计法 (2)数字式风速表法	GB/T 18204.15
17	新风量	示踪气体法	GB/T 18204.18
18	氡(^{222}Rn)	(1)空气中氡浓度的闪烁瓶测量方法 (2)径迹蚀刻法 (3)双滤膜法 (4)活性炭盒法	(1)GB/T 16147 (2)GB/T 14582 (3)GB/T 14582 (4)GB/T 14580

实验三　室外空气中颗粒物测定

【实验意义】　室外空气中颗粒物(如 TSP、PM10、PM2.5 等)是一种常规的污染物,它们对人体健康、植被生态和能见度等都有着非常重要的直接和间接影响。因此,对这类污染物的浓度进行测定是大气环境污染研究中一项重要的工作。

【实验目的】

1.掌握室外空气中颗粒物的测定原理及测定方法。

2.掌握颗粒物采样器的基本操作。

【实验内容】

1.滤料的准备。

2.空气采样。

3.TSP 或 PM10 浓度测定。

【实验方法】

1.原理

TSP 测定原理:通过具有一定切割特性的采样器以恒速抽取定量体积的空气,使之通过已恒重的滤膜,空气中粒径小于 100 μm 的悬浮微粒被截留在滤膜上。根据采样前后滤膜质量之差及采样体积,即可计算总悬浮颗粒物的浓度。

PM10 测定原理:使一定体积的空气,通过带有 PM10 切割器的采样器,粒径小于 10 μm 的可吸入颗粒物随气流经分离器的出口被截留在已恒重的滤膜上,根据采样前后滤膜的质量差及采样体积,即可计算出可吸入颗粒物浓度。

2. 器材

(1)采样器 带 TSP 或 PM10 切割器。

(2)X 射线看片器 用于检查滤料有无缺损或异物。

(3)打号机 用于在滤料上打印编号。

(4)干燥器 容器能平展放置 200 mm×250 mm 滤料的玻璃干燥器,底层放变色硅胶,滤料在采样前和采样后均放在其中,平衡后再称量。

(5)竹制或骨制品的镊子 用于夹取滤料。

(6)滤料 本法所用滤料有两种,规格均为 200 mm×250 mm。其一为"49 型"超细玻璃纤维滤纸(简称滤纸),对直径 0.3 μm 的悬浮粒子的阻留率大于 99.99%;其二为孔径 0.4~0.65 μm 和 0.8 μm 有机微孔滤膜(简称滤膜)。

(7)烘箱。

(8)分析天平。

3. 操作

(1)滤料的准备

1)采样用的每张滤纸或滤膜均须用 X 射线看片器对着光仔细检查。不可使用有针孔或有任何缺陷的滤料采样。然后,将滤料打印编号,号码打印在滤料两个对角上。

2)清洁的玻璃纤维滤纸或滤膜在称重前应放在天平室的干燥器中平衡 24 h。滤纸或滤膜平衡和称量时,天平室温度在 20~25 ℃,温差变化小于±3 ℃;相对湿度小于 50%,相对湿度的变化小于 5%。

3)称量前,要用 2~5 g 标准砝码检验分析天平的准确度,砝码的标准值与称量值的差不应大于±0.5 mg。

4)在规定的平衡条件下称量滤纸或滤膜,准确到 0.1 mg。称量要快,每张滤料从平衡的干燥器中取出,30 s 内称完,记下滤料的质量和编号,将称过的滤料每张都平展地放在洁净的托板上,置于样品滤料保存盒内备用。在采样前不能弯曲和对折滤纸及滤膜。

(2)采样

1)打开采样器外壳的顶盖,取出滤料夹。将滤料平放在支持网上,若用玻璃纤维滤纸,应将滤纸的"绒毛"面向上。并放正,使滤料夹放上后,密封垫正好压在滤料四周的边沿上,起密封作用。

2)将采样器固定好,切割器与采样器连接好,开启电源开关,按要求调节好流量,并记录流量、气温和气压。采样过程中,要随时注意参数的变化,并随时记录。

3)采样后,取下滤料夹,用镊子轻轻夹住滤料的边,但不能夹角,将滤料取下。以长边中线对折滤料,使采样面向内。如果采集的样品在滤料上的位置不居中,即滤料四周的白边不一致时,只能以采到样品的痕迹为准。若样品折得不合适,沉积物的痕迹可能扩展到另一侧的白边上,这样,若要将样品分成几等份分析时,会使测定值减少。

4)将采过样的滤料放在与它编号相同的滤料盒内,并应注意检查滤料在采样过程中有无漏气迹象,漏气常由于面板密封垫过旧或安装不当所致;另外还应检查橡胶密封垫表面,是否因滤料夹面板 4 个元宝螺丝拧得过紧,使滤料上纤维物黏附在表面上,以及滤料是否出现物理性损坏。检查时若发现样品有漏气现象或物理性损坏,则将此样品报废。

5)采样完毕,填好记录表,并与相应的采过样的滤料一起放入滤料盒内,送交实验室。

(3)测定 采样后的滤料放在天平室内的干燥器中,按采样前空白滤料控制的条件平衡24 h,对于很潮湿的滤料应延长平衡时间至48 h,称量要快,30 s内称完。将称量结果记在TSP或PM10浓度分析记录表中。

$$TSP 或 PM10(mg/m^3) = \frac{m_1 - m_0}{V_s} \times 10^3$$

式中:m_1为采样后滤膜质量,g;m_0为采样前滤膜质量,g;V_s为换算成标准状态下(0 ℃,101.325 kPa)的采样体积,m^3。

(4)数据记录 按照表2-1-6记录实验数据。

表2-1-6 TSP或PM10分析记录

采样地点_____ 采样编号_____ ____年___月___日

| 滤膜编号 | 采样标况流量（m^3/min） | 累积采样时间（min） | 累积采样体积（m^3） | 滤膜称量结果(g) | | | TSP或PM10（mg/m^3） |
				采样前(W_0)	采样后(W_1)	差值(ΔW)	

4.注意事项

(1)采样器在使用前必须校准流量。

(2)采样高度应高出地面3~5 m。

(3)要经常检查采样头是否漏气。

实验四 水的总硬度测定

【实验意义】 水的总硬度是指水中Ca^{2+}、Mg^{2+}的总量,它包括遇热即形成碳酸盐沉淀而被除去的暂时硬度和以硫酸盐、硝酸盐和氯化物等形式存在且不能够通过加热方式除去的永久硬度。硬度是表示水质卫生质量的一项重要化学指标,硬度的高低与人类的健康和生活息息相关。检测水的总硬度可为确定用水质量和对水进行软化处理提供客观依据。

【实验目的】

1.练习移液管、滴定管的使用及滴定操作。

2.掌握水的总硬度的测定方法及金属指示剂终点的判定。

【实验内容】

1.自来水总硬度测定。

2.开水总硬度测定。

3.地面水总硬度测定。

【实验方法】 以络合滴定法[乙二胺四乙酸二钠容量法(EDTA-2Na)]为例。

1. 原理 EDTA-2Na 可与水中 Ca^{2+}、Mg^{2+} 生成无色可溶性络合物,指示剂络黑 T 则能与 Ca^{2+}、Mg^{2+} 生成紫红色络合物。用 EDTA-2Na 滴定 Ca^{2+}、Mg^{2+} 到终点时,Ca^{2+}、Mg^{2+} 全部与 EDTA-2Na 络合而使络黑 T 游离,溶液即由紫红色变为纯蓝色。

2. 器材 量筒(100 mL)、烧杯(100 mL、250 mL)、三角烧瓶(150 mL)、移液管(10 mL、25 mL)、酸式滴定管(50 mL)、表面皿、锥形瓶(150 mL)。

3. 试剂

(1)EDTA-2Na 标准溶液(0.01 mol/L):称取 2 g 乙二胺四乙酸二钠盐($Na_2H_2Y \cdot 2H_2O$)于 250 mL 烧杯中,用水溶解稀释至 500 mL。如溶液需保存,最好将溶液储存在聚乙烯塑料瓶中。

EDTA-2Na 标准溶液[c(EDTA-2Na)= 0.01 mol/L]:称取 3.72 g 乙二胺四乙酸二钠($Na_2C_{10}H_{14}N_2O_8 \cdot 2H_2O$)溶解于 1 000 mL 纯水中,用钙标准溶液标定其浓度。

(2)氨性缓冲溶液(pH=10):称取 20 g NH_4Cl 固体溶解于水中,加 100 mL 浓氨水,用水稀释至 1 L。

(3)铬黑 T(EBT)溶液:称取 0.5 g 铬黑 T,加入 25 mL 三乙醇胺、75 mL 乙醇。

(4)Na_2S 溶液(20 g/L)。

(5)三乙醇氨溶液(1+4)。

(6)盐酸(1+1)。

(7)氨水(1+2)。

(8)甲基红:1 g/L 60% 的乙醇溶液。

(9)镁溶液:1 g $MgSO_4 \cdot 7H_2O$ 溶解于水中,稀释至 200 mL。

(10)$CaCO_3$ 基准试剂:120 ℃干燥 2 h。

(11)金属锌(99.99%):取适量锌片或锌粒置于小烧杯中,用 0.1 mol/L HCl 清洗 1 min,以除去表面的氧化物,再用自来水和蒸馏水洗净,将水沥干,放入干燥箱中 100 ℃烘干(不要过分烘烤),冷却。

4. 操作

(1)EDTA-2Na 的标定 标定 EDTA-2Na 的基准物较多,常用纯 $CaCO_3$,也可用纯金属锌标定,其方法如下。

1)金属锌为基准物质 准确称取 0.17 ~ 0.20 g 金属锌置于 100 mL 烧杯中,用 HCl(1+1)5 mL 立即盖上干净的表面皿,待反应完全后,用水冲洗表面皿及烧杯壁,将溶液转入 250 mL 容量瓶中,用水稀释至刻度,摇匀。用移液管平行移取 25.00 mL Zn^{2+} 的标准溶液 3 份分别于 250 mL 锥形瓶中,加甲基红 1 滴,滴加氨水(1+2)至溶液呈现黄色,再加蒸馏水 25 mL,氨性缓冲溶液 10 mL,摇匀,加 EBT 指示剂 2 ~ 3 滴,摇匀,用 EDTA-2Na 溶液滴至溶液由紫红色变为纯蓝色即为终点。计算 EDTA-2Na 溶液的准确浓度。

2)$CaCO_3$ 为基准物质 准确称取 $CaCO_3$ 0.2 ~ 0.25 g 于烧杯中,先用少量的水润湿,盖上干净的表面皿,滴加 HCl(1+1)10 mL,加热溶解。溶解后用少量水冲洗表面皿及烧杯壁,冷却后,将溶液定量转移到 250 mL 容量瓶中,用水稀释至刻度,摇匀。用移液管平行移取 25.00 mL 标准溶液 3 份分别加入 250 mL 锥形瓶中,加 1 滴甲基红指示剂,用氨水(1+2)溶液调至溶液由红色变为淡黄色,加 20 mL 水及 5 mL Mg^{2+} 溶液,再加入 pH=10 的氨性缓冲溶液至溶液由红色变为纯蓝色即为终点,计算 EDTA-2Na 溶液的准确浓度。

(2)水样硬度分析 用已洗净的试剂瓶承接 500 mL 各类水样,盖好瓶塞备用。

移取适量的水样(一般为 50 ~ 100 mL,视水的硬度而定),加入三乙醇胺 3 mL、氨性缓冲溶液 5 mL、EBT 指示剂 2 ~ 3 滴,立即用 EDTA-2Na 标准溶液滴至溶液由红色变为纯蓝色即为终点,平分 3 份,同时做空白试验,记下每次用量。

水的总硬度按下式计算：

$$总硬度 = (V_1 - V_0) \times c \times 100.09 \times 1\,000/V$$

总硬度（以 $CaCO_3$ 计），mg/L；V_1 为滴定中消耗 EDTA-2Na 标准溶液的体积，mL；V_0 为空白滴定所消耗 EDTA-2Na 标准溶液的体积，mL；c 为 EDTA-2Na 标准溶液的浓度，mol/L；V 为水样体积，mL；100.09 为换算系数。

5. 注意事项

（1）自来水样较纯、杂质少，可省去水样酸化、煮沸、加 Na_2S 掩蔽剂等步骤。

（2）如果 EBT 指示剂在水样中变色缓慢，则可能是由于 Mg^{2+} 含量低，这时应在滴定前加入少量 Mg^{2+} 溶液，开始滴定时滴定速度宜稍快，接近终点时滴定速度宜慢，每加 1 滴 EDTA-2Na 溶液后，都要充分摇匀。

实验五　地面水中"三氮"测定

【实验意义】　"三氮"是评价水体自净程度的指标。当水体受到含氮有机物污染时，含氮有机物会在水中微生物和氧的作用下，逐步分解氧化为无机的氨氮（NH_3-N）、亚硝酸盐氮（NO_2-N）和硝酸盐氮（NO_3-N）等简单的无机氮化物。随着含氮有机物的逐步氧化分解，水体中的细菌和其他有机污染物也逐步得到自净。因而监测水中氨氮、亚硝酸盐氮和硝酸盐氮的相对含量，对评价含氮有机物污染的时间、性质和程度等有很高的参考价值。

水体中"三氮"指标检出的卫生学意义见表 2-1-7。

表 2-1-7　水体中"三氮"指标检出的卫生学意义

氨氮	亚硝酸盐氮	硝酸盐氮	卫生学意义
−	−	−	清洁水
+	−	−	新近污染，分解已开始
+	+	−	连续性污染，自净作用尚未完成
−	+	−	偶然性污染，自净作用尚未完成
−	+	+	污染物已基本分解，但尚未自净
−	−	+	历史性污染，自净作用基本完成
+	−	+	有新近污染，原污染已自净
+	+	+	持续性污染，边污染边分解自净

【实验目的】

1. 了解"三氮"指标测定原理与方法。

2. 掌握"三氮"指标监测的卫生学意义。

【实验内容】

1. 地面水体中氨氮、亚硝酸盐氮和硝酸盐氮含量的测定。

2. 根据检测结果对水体有机物的污染程度及自净情况做出评价。

【实验方法】

（一）氨氮测定——纳氏试剂比色法

1. 原理　氨与纳氏试剂反应可生成黄色的络合物,其色度与氨的含量成正比,在 425 nm 波长下比色测定,检出限为 0.02 μg/mL。如水样污染严重,需在 pH 值为 7.4 的磷酸盐缓冲溶液中预蒸馏分离。

2. 器材　量筒(100 mL、250 mL)、烧杯(100 mL、500 mL)、容量瓶(250 mL、1 000 mL)、移液管(2 mL、10 mL、25 mL)、具塞比色管(50 mL)、分光光度计或光电比色计。

3. 试剂

(1)不含氨的蒸馏水(水样稀释及试剂配制均用无氨蒸馏水)　配制方法:蒸馏法(每升蒸馏水中加入 0.1 mL 浓硫酸,进行重蒸馏,流出物接收于玻璃容器中)和离子交换法(让蒸馏水通过强酸性阳离子交换树脂来制备较大量的无氨水)。

(2)磷酸盐缓冲溶液(pH 值为 7.4)　配制方法:称 14.3 g 磷酸二氢钾和 68.8 g 磷酸氢二钾,溶于水中并稀释至 1 L。配制后用 pH 计测定其 pH 值,并用磷酸二氢钾或磷酸氢二钾调至 pH 值为 7.4。

(3)吸收液　2% 硼酸或 0.01 mol/L 硫酸。2% 硼酸溶液:溶解 20 g 硼酸于水中,稀释至 1 L。0.01 mol/L 硫酸:量取 20 mL 0.5 mol/L 的硫酸,用水稀释至 1 L。

(4)纳氏试剂　称取 5 g 碘化钾,溶于 5 mL 水中,分别加入少量氯化汞溶液(2.5 g 氯化汞溶于 40 mL水中,必要时可微热溶解),不断搅拌至微有朱红色沉淀为止。冷却后加入氢氧化钾溶液(15 g 氢氧化钾溶于 30 mL 水中),充分冷却,加水稀释至 100 mL。静置 1 d,取上层清液储于塑料瓶中,盖紧瓶盖,可保存数月。

(5)酒石酸钾钠溶液　称取 50 g 酒石酸钾钠($KNaC_4H_4O_6 \cdot 4H_2O$)溶于水中,加热煮沸以驱除氨,冷却后稀释至 100 mL。

(6)氨标准溶液　称取 3.819 g 无水氯化铵(预先在 100 ℃ 干燥至衡重),溶于水中,转入 1 000 mL 容量瓶中,稀释至刻度,即配得 1.00 mg/mL 的 NH_3-N 标准储备液。取此溶液 10.00 mL 稀释至 1 000 mL,即为 10 μg/mL 的 NH_3-N 标准溶液。

4. 操作　如为较清洁的水样,直接取 50 mL 澄清水样置于 50 mL 比色管中。如含量太高,可酌情取适量水样用无氨水稀释至 50 mL。另取 8 支 50 mL 比色管,分别加入氨标准溶液(含氨氮 10 μg/mL)0.00 mL、0.50 mL、1.00 mL、2.00 mL、3.00 mL、5.00 mL、7.00 mL、10.00 mL,加无氨水稀释至刻度。在上述各比色管中,分别加入 1.0 mL 酒石酸钾钠溶液,摇匀,再加 1.5 mL 纳氏试剂,摇匀放置 10 min,用 1 cm比色管,在波长 425 nm 处,以试剂空白为参比测定吸光度,绘制标准曲线,并从标准曲线上查得水样中氨氮的含量(g/mL)。

如水样受污染,一般按下列步骤进行。

水样蒸馏:为保证蒸馏装置不含氨,须先在蒸馏瓶中加 200 mL 无氨水,加 10 mL 磷酸盐缓冲溶液、几粒玻璃珠,加热蒸馏至流出液中不含氨为止(用纳氏试剂检验),冷却。然后将此蒸馏瓶中的蒸馏液倾出(但仍留下玻璃珠),量取水样 200 mL,放入此蒸馏瓶中(如预先试验水样含氨量较大,则取适量的水样,用无氨水稀释至 200 mL,然后加入 10 mL 磷酸盐缓冲溶液)。另准备一支 250 mL 的容量瓶,移入 50 mL吸收液(吸收液为 0.01 mol/L 硫酸或 2% 硼酸溶液),然后将导管末端浸入吸收液中,加热蒸馏,蒸馏速度为每分钟 6～8 mL,至少收集 150 mL 馏出液,蒸馏至最后 1～2 min 时,把容量瓶放低,使吸收液的液面脱离冷凝管出口,再蒸馏几分钟以洗净冷凝管和导管,用无氨水稀释至 250 mL,混匀,以备比色测定。

5. 注意事项

(1)纳氏试剂(又称碘化汞钾试剂)的配方很多,其灵敏度依配方、配制条件、新旧程度及呈色条件而异,因此每次配制时各种试剂用药及配制程序不可随意改变。

(2)配制标准管时,必须严格按操作程序操作,否则易产生混浊沉淀影响比色。

(3)酮、醛、醇及钙、镁、铁离子等可对测量产生干扰,如出现混浊应查明原因。

(二)亚硝酸盐氮测定——盐酸萘乙二胺比色法

1. 原理   在 pH=2.0～2.5 时,水中亚硝酸盐与对氨基苯磺酸生成重氮盐,再与盐酸萘乙二胺偶联生成红色染料,最大吸收波长为 543 nm,其色度深浅与亚硝酸盐含量成正比,再用比色法测定,检出限为 0.005 μg/mL,测定上限为 0.1 g/mL。

2. 器材   量筒(100 mL、250 mL)、烧杯(100 mL、500 mL)、容量瓶(250 mL、1 000 mL)、移液管(2 mL、10 mL、25 mL)、具塞比色管(50 mL)、分光光度计或光电比色计。

3. 试剂

(1)不含亚硝酸盐的蒸馏水   蒸馏水中加入少量高锰酸钾晶体,使呈红色,再加氢氧化钡(或氢氧化钙),使呈碱性,重蒸馏。弃去 50 mL 初馏液,收集中间 70% 的无锰部分。也可于每升蒸馏水中加入 1 mL 浓硫酸、0.2 mL 硫酸锰溶液(每 100 mL 蒸馏水中含有 36.4 g MnSO$_4$·H$_2$O)及 1～3 mL 0.04% 高锰酸钾溶液,使呈红色,然后重蒸馏。

(2)亚硝酸盐标准储备液   称取 1.232 g 亚硝酸钠溶于水中,加入 1 mL 氯仿,稀释至 1 000 mL。此溶液每毫升含亚硝酸盐氮约为 0.25 mg。由于亚硝酸盐氮在湿空气中易被氧化,所以储备液需标定(标定方法可参阅有关书籍)。

(3)亚硝酸盐使用液   临用时将标准储备液配制成每毫升含 1.0 μg 硝酸盐氮的标准使用液。

(4)草酸钠标准溶液(1/2 Na$_2$C$_2$O$_4$,0.050 0 mol/L)   称取 3.350 g 经 105 ℃ 干燥 2 h 的优级纯无水草酸钠溶于水中,转入 1 000 mL 容量瓶中加水稀释至刻度。

(5)高锰酸钾   于约 1.2 L 水中,煮沸 0.5～1 h,使体积减小至 1 000 mL 左右,放置过夜,用 G3 号熔结玻璃漏斗过滤后,滤液储于棕色试剂瓶中,用上述草酸钠标准溶液标定其准确浓度。

(6)氢氧化铝悬浮液   溶解 125 g 硫酸铝钾[KAl(SO$_4$)$_2$·12H$_2$O]或硫酸铝铵[NH$_4$Al(SO$_4$)$_2$·12H$_2$O]于 1 L 水中,加热到 60 ℃,在不断搅拌下慢慢加入 55 mL 浓氨水,放置约 1 h,转入试剂瓶内,用水反复洗涤沉淀,至洗液中不含氨、氯化物、硝酸盐和亚硝酸盐为止。澄清后,把上层清液尽量全部倾出,只留浓的悬浮物,最后加 100 mL 水。使用前应振荡均匀。

(7)盐酸萘乙二胺显色剂   50 mL 冰醋酸与 900 mL 水混合,加入 5.0 g 对氨基苯磺酸,加热使其全部溶解,再加入 0.05 g 盐酸萘乙二胺,搅拌溶解后用水稀释至 1 L。溶液无色,储存于棕色瓶中,在冰箱中保存可稳定 1 个月(当有颜色时应重新配制)。

4. 操作

(1)水样如有颜色和悬浮物,可在每 100 mL 水样中加入 2 mL 氢氧化铝悬浮液,搅拌后,静置过滤,弃去 25 mL 初滤液。

(2)取 50.00 mL 澄清水样于 50 mL 比色管中(如亚硝酸盐氮含量高,可酌情少取水样,用无亚硝酸盐蒸馏水稀释至刻度)。

(3)取 7 支 50 mL 比色管,分别加入含亚硝酸盐氮(g/mL)的标准溶液 0.00 mL、0.50 mL、1.00 mL、2.00 mL、3.00 mL、4.00 mL、5.00 mL,用水稀释至刻度。

(4)在上述各比色管中分别加入 2 mL 显色剂,20 min 后在波长 540 nm 处,用 2 cm 比色皿,以试剂空白作参比测定其吸光度,绘制标准曲线。从标准曲线上查得水样中亚硝酸盐氮的含量(μg/mL)。

5. 注意事项

(1)对氨基苯磺酸为纯白色结晶,在醋酸中溶解缓慢,溶解后有时溶液微现混浊,但不影响使用。

(2)水样和标准管加各种试剂条件必须一致,否则将出现较大误差。

(3)水中含有三氯胺时产生红色,铜、铁、铅离子等可对测量产生干扰。

(三)硝酸盐氮测定——二磺酸酚比色法

1. 原理 浓硫酸与酚作用生成二磺酸酚,在无水条件下二磺酸酚与硝酸盐作用生成二磺酸硝基酚,二磺酸硝基酚在碱性溶液中发生分子重排生成黄色化合物,最大吸收波长在410 nm处,利用其色度和硝酸盐含量成正比,可进行比色测定。少量的氯化物即能引起硝酸盐的损失,使结果偏低。可加硫酸银,使其形成氯化银沉淀,过滤去除,以消除氯化物的干扰(允许氯离子存在的最高浓度为10 μg/mL,超过此浓度就要干扰测定)。亚硝酸盐氮含量超过0.2 g/mL时,将使结果偏高,可用高锰酸钾将亚硝酸盐氧化成硝酸盐,再从测定结果中减去亚硝酸盐的含量。本法的检出限为0.02 μg/mL硝酸盐氮,检测上限为2.0 μg/mL。

2. 器材 量筒(100 mL、250 mL)、烧杯(100 mL、500 mL)、容量瓶(250 mL、1 000 mL)、移液管(2 mL、10 mL、25 mL)、具塞比色管(50 mL)、分光光度计或光电比色计。

3. 试剂

(1)二磺酸酚试剂 称取15 g精制苯酚,置于250 mL三角烧瓶中,加入100 mL浓硫酸,瓶上放一个漏斗,置沸水浴内加热6 h,试剂应为浅棕色稠液,保存于棕色瓶内。

(2)硝酸盐标准储备液 称取0.721 8 g分析纯硝酸钾(经105 ℃烘干)溶于水中,转入1 000 mL容量瓶中,用水稀释至刻度。此溶液含硝酸盐氮100 mg/mL。如加入2 mL氯仿保存,溶液可稳定半年以上。

(3)硝酸盐标准溶液 准确移取100 mL硝酸盐标准储备液,置于蒸发皿中,在水浴上蒸干,然后加入4.0 mL二磺酸酚,用玻璃棒摩擦蒸发皿内壁,静置10 min,加入少量蒸馏水,移入500 mL容量瓶中,用蒸馏水稀释至标线,即为20 μg/mL的NO_3-N标准溶液(相当于88.54 μg)。

(4)硫酸银溶液 称取4.4 g硫酸银,溶于水中,稀释至1 L,于棕色瓶中避光保存。此溶液1.0 mL相当于1.0 mg氯(Cl)。

(5)高锰酸钾溶液(1/5 $KMnO_4$,0.100 mol/L) 称取0.3 g高锰酸钾,溶于蒸馏水中,并稀释至1 L。

(6)乙二胺四乙酸二钠溶液 称取50 g乙二胺四乙酸二钠,用20 mL蒸馏水调成糊状,然后加入60 mL浓氨水,充分混合,使之溶解。

(7)碳酸钠溶液(1/2 Na_2CO_3,0.100 mol/L) 称取5.3 g无水碳酸钠,溶于1 L水中。实验用水预先加高锰酸钾重蒸馏,或用去离子水。

4. 操作

(1)水标准曲线的绘制 分别吸取硝酸盐氮标准溶液0.00 mL、1.00 mL、1.50 mL、2.00 mL、2.50 mL、3.00 mL、4.00 mL。于50 mL比色管中,加入1.0 mL二磺酸酚,加入3.0 mL浓氨水,用蒸馏水稀释至刻度,摇匀。用1 mL比色皿,以试剂空白作参比,于波长410 nm处测定吸光度,绘制标准曲线。

(2)样品的测定

脱色:污染严重或色泽较深的水样(即色度超过10°),可在100 mL水样中加入2 mL$Al(OH)_3$悬浮液。摇匀后,静置数分钟,澄清后过滤,弃去最初滤出的部分溶液(5~10 mL)。

除去氯离子:先用硝酸银滴定水样中的氯离子含量,据此加入相当量的硫酸银溶液。当氯离子含量小于50 mg/L时,加入固体硫酸银。1 mg氯离子可与4.4 mg硫酸银作用。取50 mL水样,加入一定量的硫酸银溶液或硫酸银固体,充分搅拌后,再通过离心或过滤除去氯化银沉淀,滤液转移至100 mL的容量瓶中定容至刻度;也可在80 ℃水浴中加热水样,摇动三角烧瓶,使氯化银沉淀凝聚,冷却后用多层慢速滤纸过滤至100 mL容量瓶,定容至刻度。

去除亚硝酸盐氮影响:如水样中亚硝酸盐氮含量超过0.2 mg/L,可事先将其氧化为硝酸盐氮。具体方法如下:在已除氯离子的100 mL容量瓶中加入1 mL 0.5 mol/L硫酸溶液,混合均匀后滴加0.100 mol/L高锰酸钾溶液,至淡红色出现并保持 15 min 不褪色为止,以使亚硝酸盐完全转变为硝酸盐,最后从测定结果中减去亚硝酸盐含量。

测定:吸取上述经处理的水样 50.00 mL(如硝酸盐氮含量较高可酌量减少)至蒸发皿内,如有必要可用 0.100 mol/L 碳酸钠溶液调节水样 pH 值至中性(pH = 7 ~ 8),置于水浴中蒸干。取下蒸发皿,加入 1.0 mL 研磨,使试剂与蒸发皿内残渣充分接触,静止 10 min,加入少量蒸馏水,搅匀,滤入 50 mL 比色管中,加入 3 mL 浓氨水(使溶液明显呈碱性)。如有沉淀可滴加 EDTA-2Na 溶液,使水样变清,用蒸馏水稀释至刻度,摇匀,测定吸光度。根据标准曲线,计算出水样中硝酸盐氮的含量(μg/mL)。

5. 注意事项

(1)硝酸银溶解度小,可先加热溶解,冷却后再用水稀释。

(2)精制蒸馏酚时宜采用直形或球形较短的冷凝管为宜,其他管易堵塞发生事故。

实验六　水源卫生调查结果分析与评价

【实验意义】　自然界中的各类水体有着不同的物质构成和卫生学特点,作为生活饮用水水源的水体应满足(或经适当处理后满足)特定的卫生学要求,故并非自然界的所有水体都能被选作水源,因此在选择水源时需首先对水源进行卫生学调查与评价。水源卫生调查的内容主要包括地形学调查、流行病学调查、水量测量和水质分析 4 个方面,通过对以上调查结果的分析即可做出该水源是否适合饮用或其他用途的结论。

【实验目的】

1. 熟悉水源卫生调查的内容与方法。

2. 掌握水源卫生调查结果的分析步骤。

3. 加深对水质卫生标准中一般化学指标和毒理学指标意义的理解。

【实验内容】　根据对某一水源的地形学、水量和水质的调查资料,分析该水源的类型、污染性质和来源并做出能否作为饮用水源的判断。

1. 水源地形学和水量资料　某医院水源地形见图 2-1-1。

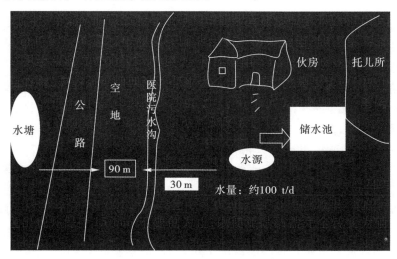

图 2-1-1　某医院水源地形示意

2. 部分水质检验结果 见表2-1-8。

表2-1-8 水源的水质检验结果(两次间隔15 d)

指标	第1次	第2次	指标	第1次	第2次
混浊度	4°	8°	pH 值	6.8	6.9
色	3.5°	4.0°	DO	3.8	4.0
臭与味	不明显	泥土味	COD	5.2	6.6
氨氮	0.40	0.26	Cl^-	39.11	32.31
亚硝酸盐氮	0.063	0.078	F^-	0.64	0.58
硝酸盐氮	2.00	0.28	Fe^{2+}	0.05	0.03
铬(六价)	0.01	0.01	Cu^{2+}	0.08	0.06
汞	0.004	0.003	总硬度	15.0°	14.5°
酚	0.032	0.036	其他指标	略	略
细菌总数	无法计数	>1 000/mL			
大肠菌群数	未做	>23/L			

注:表内未表明单位的指标均为 mg/L

注意:判断水源是否有污染不能根据水质卫生标准(它主要是根据对人体健康的危害而定),而应根据本底值,如汞本底值为 0.01 μg/L。

【操作流程】

1. 教师对案例分析资料进行必要说明并提出教学要求。

2. 学生个人熟悉资料并复习水源卫生调查与评价的相关理论知识。

3. 以小组为单位围绕问题展开讨论并完成分析评价报告的撰写。

4. 教师总结。

【注意事项】

1. 小组讨论的地点由各实验组长决定,既可在教室也可到别处进行。

2. 分析评价报告的格式和字数均不做统一要求,由各小组自行决定。

3. 各小组必须按照老师要求的时间完成分析评价报告的撰写和提交。

附1:水源水质的卫生学要求

1. 水源水的感官性状和化学指标,经过一般常规的净化消毒处理后,能符合生活饮用水水质标准的规定。

2. 水源水的毒理学指标,应低于生活饮用水水质标准中规定的数值。

3. 若只经过加氯消毒即可供作生活饮用水的源水(主要指地下水),大肠菌群平均每升不得超过1 000 个;经净化处理及加氯消毒后供生活饮用的源水(主要指地面水),大肠菌群平均每升不得超过10 000 个。

4. 在地方性甲状腺肿地区或高氟地区,应选用含碘、含氟量适宜的水源水,否则应根据需要,采取预防措施。

5. 如预计水源中某些成分虽然经过必要的净化处理,但仍不能符合生活饮用水水质标准时,是否能选用这种水源,应征求当地卫生部门的意见。

6.分散式给水水源的水质,应尽量符合生活饮用水水质卫生标准。

附2:新《生活饮用水卫生标准》

新《生活饮用水卫生标准》

（GB 5749—2006；自 2007 年 7 月 1 日起全面实施）

在新《生活饮用水卫生标准》增加的 71 项水质指标里,微生物学指标由 2 项增至 6 项,增加了对蓝氏贾第虫、隐孢子虫等易引起腹痛等肠道疾病、一般消毒方法很难全部杀死的微生物的检测。饮用水消毒剂由 1 项增至 4 项,毒理学指标中无机化合物由 10 项增至 22 项,增加了对净化水质时产生二氯乙酸等卤代有机物质、存于水中藻类植物微囊藻毒素等的检测。有机化合物由 5 项增至 53 项,感官性状和一般理化指标由 15 项增加至 21 项。并且,还对原标准 35 项指标中的 8 项进行了修订。同时,鉴于加氯消毒方式对水质安全的负面影响,新《生活饮用水卫生标准》还在水处理工艺上重新考虑安全加氯对供水安全的影响,增加了与此相关的检测项目。新《生活饮用水卫生标准》适用于各类集中式供水的生活饮用水,也适用于分散式供水的生活饮用水。

附3:水质常规指标及限值（表 2-1-9 ~ 表 2-1-12）

表 2-1-9　水质微生物学指标

指标	限值
总大肠菌群	不得检出
耐热大肠菌群	不得检出
大肠埃希菌	不得检出
菌落总数(CFU/mL)	100

表 2-1-10　水质毒理指标

指标	限值	指标	限值	指标	限值
砷(mg/L)	0.01	铬(六价,mg/L)	0.05	铅(mg/L)	0.01
镉(mg/L)	0.005	汞(mg/L)	0.001	硒(mg/L)	0.01
氰化物(mg/L)	0.05	氟化物(mg/L)	1.0	硝酸盐(mg/L)	10(地下水源20)
三氯甲烷(mg/L)	0.06	四氯化碳(mg/L)	0.002	溴酸盐(mg/L)	0.01
甲醛(mg/L)	0.9	亚氯酸盐(mg/L)	0.7	氯酸盐(mg/L)	0.7

表 2-1-11　水质性状和化学指标

指标	限值	指标	限值	指标	限值
色度(铂钴色度单位)	15	混浊度	1~3	臭和味	无异臭、异味
肉眼可见物	无	pH 值	6.5~8.5	铜(mg/L)	1.0
铝(mg/L)	0.2	铁(mg/L)	0.3	锰(mg/L)	0.1
锌(mg/L)	1.0	氯化物(mg/L)	250	硫酸盐(mg/L)	250
溶解性总固体(mg/L)	1 000	总硬度(以 CaCO$_3$ 计,mg/L)	450	耗氧量(以 O$_2$ 计,mg/L)	3
挥发酚类(以苯酚计,mg/L)	0.002	阴离子合成洗涤剂(mg/L)	0.3		

表2-1-12　水质放射性指标

指标	指导值
总 α 放射性(Bq/L)	0.5
总 β 放射性(Bq/L)	1

附4：饮用水中消毒剂常规指标及要求(表2-1-13)

表2-1-13　饮用水中消毒剂常规指标及要求

消毒剂名称	与水接触时间 (min)	出厂水中限值 (mg/L)	出厂水中余量 (mg/L)	管网末梢水中余量 (mg/L)
氯气及游离氯制剂(游离氯)	≥30	4	≥0.3	≥0.05
一氯胺(总氯)	≥120	3	≥0.5	≥0.05
臭氧(O_3)	≥12	0.3	—	0.02 如加氯,总氯≥0.05
二氧化氯(ClO_2)	≥30	0.8	≥0.1	≥0.02

实验七　饮水氯化消毒与消毒效果评价

【实验意义】　由于地质因素或污染因素影响,自然界中的多数水源水质状况在一般情况下均达不到生活饮用水水质卫生标准的要求。为保证安全饮水,常需采取相应的处理措施对水质进行改善。水质改善最常用的方法是净化与消毒,氯化消毒法是所有消毒方法中最常用的一种方法。为保证消毒效果,我国新《生活饮用水卫生标准》规定,氯化消毒剂在与水接触30 min后,游离性余氯不得低于0.3 mg/L,管网末梢水不得低于0.05 mg/L。

【实验目的】

1. 学会不同水体水量测量方法。
2. 掌握各类氯制剂中有效氯含量的测定方法。
3. 加深对饮水氯化消毒意义的理解并掌握消毒的方法。

【实验内容】

1. 水量测定。
2. 氯制剂有效氯含量的测定。
3. 氯制剂加入量的测定。
4. 氯化消毒后水中余氯含量的测定。

【实验方法】

(一)漂白粉中有效氯含量的测定

漂白粉系一类成分复杂的化合物,其成分构成十分复杂,化学式为$3Ca(OCl)Cl \cdot Ca(OH)_2 \cdot nH_2O$;其中$Ca(OCl)Cl$具有氧化和杀菌作用,称为"有效氯",普通漂白粉中的"有效氯"含量为28%～35%,漂粉精的"有效氯"含量可达 60% ~70% 。

有效氯一般理解为漂白粉的有效成分,指漂白粉能与盐酸作用后所生成的氯量(用百分数表示),事实上有效氯反映的是含氯化合物在水中所起氧化反应的强度。

漂白粉中有效氯含量测定一般采用碘量滴定法或简易碘量滴定法,在精度要求不高时也可采用蓝墨水快速测定法或维生素 C 法。

1. 碘量滴定法

(1)原理　漂白粉中的有效氯在酸性溶液中与碘化钾起反应释出一定量的碘,再以硫代硫酸钠标准溶液进行滴定,根据硫代硫酸钠标准溶液的用量即可计算出漂白粉中"有效氯"的含量。

$$2KI+2CH_3COOH \longrightarrow CH_3COOK+2HI$$
$$2HI+Ca(OCI)CI \longrightarrow CaCI_2+H_2O+I_2$$
$$I_2+2Na_2S_2O_3 \longrightarrow 2NaI+Na_2S_4O_6$$

(2)器材　研钵、250 mL 碘量瓶或具塞三角烧瓶、150 mL 烧杯、100 mL 容量瓶、玻璃搅拌棒、移液管(2 mL、25 mL)、滴定管、滴瓶(25 mL 或 50 mL)、粗天平(100 g)、分析天平(万分之一)。

(3)试剂

1)0.050 0 mol/L 硫代硫酸钠标准溶液:称取 25 g 硫代硫酸钠($Na_2S_2O_3 \cdot 5H_2O$)溶于 1 L 蒸馏水中,加入 0.4 g 氢氧化钠以防分解,储存于棕色瓶中,放置 1 周后进行标定(标定方法见有关资料),该液浓度应为 0.100 mol/L。实验前再将经过标定的 0.100 mol/L 硫代硫酸钠溶液用煮沸冷却后的蒸馏水稀释成 0.050 0 mol/L。

2)1% 淀粉溶液:称取 2 g 可溶性淀粉,溶于少量蒸馏水内,用玻璃搅拌棒调成糊状,再加煮沸蒸馏水至 200 mL,冷却后加入 0.02 g 碘化汞或 0.8 g 氯化锌以防止分解。最后临用前配制。

3)10% 碘化钾。

4)冰醋酸(化学纯)。

(4)操作

1)将具有代表性的样品用研钵磨碎后放入称量瓶内,加盖称取 0.71 g,置于 150 mL 烧杯内。

2)加 5 mL 左右蒸馏水于烧杯内,用玻璃搅拌棒调成糊状,再加蒸馏水使其成为悬浮液。移入 100 mL 容量瓶内,再用蒸馏水冲洗烧杯 3 次,将洗液全部移入容量瓶后,加蒸馏水至刻度,不断振荡使其混匀。

3)向 250 mL 碘量瓶或具塞三角烧瓶中加入 10% 碘化钾 7.5 mL 及 80 mL 蒸馏水,再加入 2 mL 冰醋酸。

4)用吸管从容量瓶内取出样品悬浮液 25 mL,移入 250 mL 碘量瓶或具塞三角烧瓶中,此时立刻产生棕色,振荡均匀后,静置 5 min。

5)自滴定管加入 0.050 0 mol/L 硫代硫酸钠标准溶液,不断振荡,直至变成淡黄色,然后加入 1 mL 淀粉液,继续滴定至蓝色刚褪去为止;记录用量 V。

计算:

$$有效氯(\%) = \frac{V \times 0.050\ 0 \times 70.91/2\ 000 \times 100/25 \times 100}{0.71} = V$$

V 为 0.050 0 mol/L 硫代硫酸钠溶液用量(mL)。

利用上式计算得知:滴定时用去的 0.050 0 mol/L 硫代硫酸钠溶液的毫升数,即直接代表该漂白粉所含的有效氯的百分数。

（5）注意事项

1）配制漂白粉溶液的烧杯应用蒸馏水充分洗涤，以保证漂白粉完全移入 100 mL 容量瓶内。

2）硫代硫酸钠滴定到溶液至浅黄色时应放慢速度，以防滴定过终点。

2. 简易碘量滴定法

（1）原理　与碘量滴定法相同。

（2）仪器　白磁蒸发皿、玻璃搅拌棒、吸管（2 mL、10 mL）、滴瓶（25 mL 或 50 mL）。

（3）试剂　25% 硫酸溶液、0.7% 硫代硫酸钠溶液（$Na_2S_2O_3 \cdot 5H_2O$）、1% 淀粉溶液、5% 碘化钾溶液。

（4）操作

1）配制 1% 漂白粉溶液：称 1 g 漂白粉置于白磁蒸发皿中，加少量蒸馏水调成糊状，再分次用蒸馏水将糊状物洗入有塞玻璃瓶中，加蒸馏水至总量为 100 mL 为止，加盖塞紧充分振摇，静置 10 min。

2）取 1% 漂白粉上清液 10 mL 于蒸发皿内，加蒸馏水 20 mL 将其稀释。

3）加入 25% 硫酸 2 mL、5% 碘化钾 2 mL，用玻璃搅拌棒充分搅匀。

4）用 10 mL 吸管逐滴加入 0.7% 硫代硫酸钠溶液，边滴边搅拌，至溶液由棕褐色变成淡黄色时，此时加入 1% 淀粉溶液数滴，溶液即成蓝色；继续用 0.7% 硫代硫酸钠溶液滴定，至溶液由蓝色立即变成无色为止（接近终点时变色较快，故滴定时注意硫代硫酸钠不要过量）。记录硫代硫酸钠消耗的总毫升数。

5）计算　硫代硫酸钠消耗的总毫升数即为该漂白粉所含的有效氯的百分数。

（5）注意事项　同碘量滴定法。

3. 蓝墨水快速测定法

（1）原理　蓝墨水能被漂白粉中的有效氯漂白，所以可根据消耗蓝墨水的体积计算漂白粉中有效氯的含量。

（2）器材　研钵、250 mL 碘量瓶或具塞三角烧瓶、150 mL 烧杯。

（3）试剂

1）0.050 0 mol/L 硫代硫酸钠标准溶液。

2）蓝墨水（可选用纯蓝墨水以外任何品牌的蓝墨水）。

（4）操作步骤　称取 0.5 g 漂白粉样品于玻璃瓶中，加 10 mL 蒸馏水，连续搅动 1 min，放置 5 min，倾出上清液，摇匀，吸出。

（二）水中需氯和余氯量的测定

对不同水源水用含氯消毒剂进行消毒处理，经过一定时间（30 min）接触所消耗的氯即为需氯量，剩余下的氯即为余氯。新《生活饮用水卫生标准》规定，饮用水的余氯应不低于 0.05 mg/L。以简易碘量滴定法为例。

1. 原理　与碘量滴定法相同。

2. 仪器　烧杯（1 000 mL）、玻璃搅拌棒、吸管（2 mL、10 mL）、滴瓶（25 mL 或 50 mL）。

3. 试剂　25% 硫酸溶液、0.7% 硫代硫酸钠溶液（$Na_2S_2O_3 \cdot 5H_2O$）、1% 淀粉溶液、4.5% 碘化钾溶液、0.1% 有效氯标准溶液（1 mL＝1 mg 氯）。

4. 操作

（1）取 1 000 mL 烧杯 3～5 个，编号，各加水 200 mL，用吸管依次按序号加入 0.1% 的有效氯标准溶液 0.2 mL、0.5 mL、1.0 mL、1.5 mL、2.0 mL，记录时间（加标准氯时每杯应间隔 2～3 min，以便有充分的时间测定余氯）。

（2）30 min 后加 25% 硫酸 2 mL，加 5% 碘化钾 2 mL，加 1% 淀粉溶液 1 mL，用玻璃搅拌棒充分搅匀，如果余氯溶液即呈现蓝色，余氯越多，绿色越重。

（3）选择合适的一杯作为加氯量，若都没有颜色形成，说明加氯量不够，应加大剂量再实验。

加氯量（mg/L）＝所选用标准杯中0.1%的有效氯标准溶液毫升数×5

（4）取任意一个有蓝色呈现的烧杯，用0.7%硫代硫酸钠溶液滴定，至溶液由蓝色立即变成无色为止，记录硫代硫酸钠用量，根据滴定结果即可计算出该杯余氯的含量。

附：黄连素或维生素 B_2 测定余氯的方法

取一片黄连素或维生素 B_2 溶解在100 mL 蒸馏水中作为1%的溶液，取此液8～10 mL 再用蒸馏水稀释至100 mL，其色度约相当于0.5 mg/L 余氯的颜色，若将其密封至冰箱可保持1年色泽不变。由于黄连素或维生素 B_2 片剂的质量不稳定，必要时可用余氯色阶的标准管进行校正。

实验八　自来水厂参观

【项目意义】　水既是生命之源，也是生活之本。由于受到地质因素和污染因素的影响，自然界中各类水体的卫生质量均达不到人类饮用或生活用的要求，故自来水厂在为人们提供安全的生活饮用水中起着至关重要的作用。通过参观，不仅可使学生了解自来水厂制水工艺的整改过程，加深对理论知识的理解。也可使其了解自来水来之不易，增强学生的节水意识和社会责任感。

【实验目的】

1. 了解自来水厂制水工艺的流程。

2. 接触不同型号的机器设备，并简单了解其功能与工作原理。

3. 加深对所学理论知识的理解，培养理论联系实践的工作作风。

【实习内容】　自来水厂全套制水工艺，具体包括进水处如何投加混凝剂、颗粒物混凝沉淀、过滤及清水消毒和送水泵房配水的工作原理。

【操作流程】　实习指导老师带领学生至某个自来水厂，然后由自来水厂的工程技术人员带领参观并进行具体讲解。

【注意事项】

1. 遵守自来水厂各项规定，服从自来水厂技术人员指挥。

2. 以小组为单位撰写实习报告，并按照老师的具体要求按时提交。

第二章

食品与营养卫生学

实验一　营养调查的设计

【确定调查目的】　营养调查就是运用调查检验手段准确了解某一人群或个体的各种营养指标水平,用来判定其当前的营养状况。营养调查的目的是了解人群(个体)的营养水平及营养对机体健康的影响,发现膳食中存在的缺点,总结经验并对人群(个体)营养状况做出评价。营养调查的内容有膳食调查、人体营养水平鉴定、营养不足或过剩的临床检查和人体测量。

【确定调查对象】　调查对象及抽样方法的选择取决于营养调查的目的。针对不同类型的调查对象,营养调查一般分为 3 种类型。

1. 指定对象的营养调查　只对某些较小范围内的人员、家庭或集体进行的营养状况调查。这种调查不存在统计学上的抽样问题,需要对指定的全部调查对象进行调查。

2. 特定人群的抽样调查　只对按一定条件划分的人群进行的调查。调查对象仅限于既定条件范围内的人员,如儿童、中学生、运动员、农民等。一般是先设定调查中的允许误差,再按该允许误差确定调查人数。

3. 一定地区范围内全民的抽样调查　即对一定地区范围内如全国、全省、全市、全县等人群的营养调查。它是各国家或地区为调控食物生产供应、了解居民生活水平和研究居民健康水平等所必需的资料。我国居民基本的经济单位和膳食单位是家庭,所以这种抽样的样本应以家庭为单位。抽样工作一般分两大阶段:第一阶段先选定由若干户组成的调查点,如全国性营养调查在城市可以以居民委,在农村可以以行政村为一个点,这样在不同省、市、地区分布一定有代表性的若干点;第二阶段再在调查点内按整群随机的方法抽取若干户(家庭)作为点内实际调查的样本。对抽到家庭的全部成员进行膳食调查,一般在其中抽取一部分进行营养水平鉴定、临床检查和人体测量。

【样本量确定及分配】　样本量确定:任何一项抽样调查必须考虑样本大小的问题。

调查样本数过多,不仅耗费人力、物力和财力,更达不到精确的目的;而样本数太少,抽样误差过大,不易得出显著差别的结果,容易掩盖人群中存在的营养问题。医学研究中估计样本大小一般考虑两方面的因素:①对调查结果精确性高低的要求,精确性要求高,即允许误差小,则样本要大;②调查的具体问题,如果预计人群的患病率高,样本量可以少些。

【确定调查内容和方法】　从宏观上看,营养调查的内容包括一般项目和调查研究项目。一般项目主要指姓名、年龄、性别、职业、文化程度、民族、经济收入等指标。调查研究项目则是根据具体的调查目的及调查对象来确定,特别是在实验室和医学体检项目的选择上更应遵循该原则。

营养调查的研究项目通常包括以下几方面:①膳食调查;②人体营养水平的生化检验;③营养不足或缺乏的临床检查;④人体测量资料分析。并在此基础上对被调查个体进行营养状况的综合判定和对人群营养条件、问题、改进措施进行研究分析。

【营养调查的组织与实施】 营养调查特别是全国范围的营养调查是一项艰巨而极有意义的工作。为保证营养调查工作的顺利实施,除在调查实施前对整个过程进行周密的设计外,还需要建立一系列严格的质量控制措施,具体包括:①统一质量控制方法,包括抽样、询问调查、膳食调查、医学体检、实验室检测及数据的录入等工作内容;②所有参加调查的人员必须参加项目组织的统一培训,考试合格后方可进行调查工作;③建立内外监督机制。此外,各地政府、领导、组织等多部门相互协作及各界人士的支持与关注,同时做好宣传工作,取得群众的密切配合等都是影响营养调查工作质量的关键因素。

实验二　大学生膳食调查和计算评价

【实验意义】 膳食调查是人体营养状况调查评价的一部分,用来判定其当前的营养状况。调查的目的是了解人群(个体)的营养水平及每人每日由食物中摄取各种营养素的量是否能满足机体的需要,发现膳食中存在的问题,提出改善措施,总结经验并对人群(个体)营养状况改善、营养咨询、营养指导工作提供依据。

【实验目的】

1.了解膳食调查的目的和意义。

2.了解各种膳食调查方法、使用范围、优缺点和具体的实施步骤。

3.初步掌握膳食计算、评价和改进的方法。

【实验内容】 根据具体情况可采用称重法、记账法、询问法、食物频率法和化学分析法。各种方法既可以单独使用,也可以相互配合使用,依具体调查对象的情况而定。通常运用的是称重法和记账法。

1.称重法　系对某一伙食单位(集体食堂或家庭)或个人一日三餐中每餐各种食物的食用量进行称重,计算出每人每天各种营养素的平均摄入量,调查时间为3～7 d。称重法的优点是准确,即准确反映被调查对象的食物摄取情况,适用于团体、个人和家庭的膳食调查。缺点是花费人力和时间较多,不适合大规模的营养调查。

2.记账法　记账法适合于建有伙食账目的集体食堂等单位的膳食调查。该法的优点是简便、快速,适用于大样本调查,但该调查结果只能得到全家或集体中人均的摄入量,难以分析个体膳食摄入状况。与称重法相比不够精确。

3.询问法　即通过问答方式来回顾性地了解调查对象的膳食营养状况,是目前较常用的膳食调查方法,同时适用于个体及群体调查。该法的缺点是结果不够准确,仅在无法用称重法和查账法的情况下才使用。询问法通常以24 h膳食的回顾调查即24 h膳食回顾法最常用。

4.食物频率法　估计被调查者在指定的一段时期内摄入某些食物的频率的一种方法,以问卷的形式进行。该法可在短时间内得到调查对象食物摄入种类和数量的一般情况,缺点是对食物量化不准确,被调查者在回答有关食物频率问题的认知过程可能十分复杂,较长的食物问卷和较长的回顾时间经常影响结果的准确性,容易产生偏倚。

5.化学分析法　即收集调查对象一日膳食中摄入的所有主副食品,通过实验室的化学分析方法来测定其能量和营养素的数量和质量。化学分析法能准确得出食物中各种营养素的实际摄入量,但是分析过程复杂、代价高,故除非特殊需要,一般不做。

【操作流程】

1. 把学生分成若干调查组,并确定调查对象、调查内容和方法。

2. 教师对调查的组织与实施进行必要说明并提出教学要求。

3. 进行正式调查,并对膳食调查所得资料进行整理。

4. 对结果进行计算并做出评价。

将所得结果与中国居民膳食营养素参考摄入量进行比较,并做出评价。评价主要从以下几个方面进行:①食物是否多样,营养素种类是否齐全,能量及各营养素摄入量是否满足需要;②三大供能营养素能量分配比例是否恰当,主副食搭配、荤素搭配是否合理,三餐能量分配是否合理;③蛋白质、脂肪食物来源是否合理等,如蛋白质量及蛋白质互补作用的发挥情况等。

案例:某学校学生食堂根据 7 d 的伙食账目结算,平均每天食品消耗量折算成可食部分如下。

面粉 50 kg、大米 225 kg、卷心菜 10 kg、大白菜 100 kg、菠菜 35 kg、马铃薯 75 kg、鸡蛋 25 kg、猪肉 25 kg、豆腐 50 kg、植物油 4.15 kg、大葱 10 kg。每天就餐人数 500 人。

(1)参照食物成分表进行折合,计算每人每日营养素的摄取量,根据"每人每日膳食营养素供给量"进行计算并评价。

(2)能量计算:热能的食物来源谷类、豆类、肉蛋类分别计算。三大营养素的热能比例计算如下。

蛋白质所供热能比例 = 蛋白质所提供热能/(蛋白质所提供热能+脂肪所提供热能+糖类所提供热能)

脂肪所供热能比例 = 脂肪所提供热能/(蛋白质所提供热能+脂肪所提供热能+糖类所提供热能)

糖类所供热能比例 = 糖类所提供热能/(蛋白质所提供热能+脂肪所提供热能+糖类所提供热能)

三者来源比例分配:蛋白质供热 10% ~20%,最好是 14% ~15%;脂肪供热 20% ~30%;糖类供热 55% ~65%。

(3)计算蛋白质和铁的食物来源并评价能量、蛋白质和铁的食物来源分配是否合理。

优质蛋白质 = (动物性蛋白质+大豆类蛋白质)/膳食总蛋白质的量×100%

优质蛋白质一般应占 1/3 以上;铁的食物来源中动物性食物应大于 1/3。

(4)根据计算结果提出改进方案。

【注意事项】

1. 食物成分表通常是每 100 g 可食部分食物的营养素含量,所以必须根据摄入量及可食部分进行换算后,查食物成分表进行营养素摄入量的计算。

2. 计算时要注意记录的调查食物重量是生重还是熟重,有熟食编码的尽量采用。

3. 要明确调查的食物是净重还是市重(毛重)。如果是食品,则需按食物成分表中食物的可食部分换算成净重来计算。

4. 对于食物成分表中查不到的食物,可以用近似食物的营养成分代替,但是要掌握替代原则。

5. 在进行食物归类时,应注意有些食物要进行折算才能相加。例如,计算乳类摄入量时,不能将鲜奶与奶粉直接相加,应按蛋白质含量将奶粉折算成鲜奶量再相加;各种豆制品也同样需要折算成黄豆的量,然后才能相加。

实验三　人体营养状况测定及评价

【实验意义】　体格大小和生长速度是反映机体营养状况的敏感指标。体格测量是评价群体或个体营养状况的重要项目之一。成人体格测量的主要指标有身高、体重、腰围、臀围和皮褶厚度等,其中以身高和体重最为重要,因为它们综合反映了蛋白质、能量及其他一些营养素的摄入、利用和储备情况,反映了机体、肌肉、内脏的发育和潜在能力。

【实验目的】

1. 了解评价人体营养状况常用的体格测量指标及意义。

2. 初步学会人体测量的方法及评价方法。

3. 了解人体测量及评价在人群调查及公共营养与检测中的意义与作用。

【实验内容】

1. 身高　从足底到颅顶的高度。成人身高测量的意义在于计算标准体重,或用于计算体重指数,进而反映能量和蛋白质的营养状况。

2. 体重　人体各部分的重量之和。对于成人来说,体重的变化主要反映了能量的营养状况,长期能量过剩会引起体重增加,而长期能量不足会导致体重降低。

3. 胸围　从两乳头线到后面两肩胛骨下角下缘绕胸1周的长度。胸围是表示胸腔容积、胸肌、背肌的发育和皮脂蓄积状况的重要指标之一,借此可了解呼吸器官的发育程度及成人的健康情况。

4. 腰围　腰围测量对于成人超重和肥胖的判断尤为重要,因为腰围可以很好地预测腹部脂肪是否堆积过多,所以是预测代谢综合征的有力指标。即使是体重正常者,腰围增加也同样是患病风险升高的一个标志。

5. 臀围　臀围反映髋部骨骼和肌肉的发育情况,与腰围一起可以很好地评价和判断腹型肥胖。因为脂肪无论堆积在腰腹或内脏,都难以直接测量,所以腰臀比是间接反映腹型肥胖的最好指标。腰臀比越大,腹型肥胖程度越高。

6. 皮褶厚度　人体表皮和皮下脂肪的总厚度,常见测量部位是肱三头肌部、肩胛下部和腹部。

【操作流程】

1. 工作准备　开展测量之前,选好工作场地,准备测量工具并进行全面检查、校正。如身高体重计、软尺、记录表、记录笔等。

2. 进行测量

(1)身高　被测者赤脚,立正姿势(上肢自然下垂,足跟并拢,足尖分开呈 60°),站立在身高的座板上。足跟骶骨部及两肩胛间与立柱相接触,躯干自然挺直,头部正直,两眼平视前方,以保持耳屏上缘与眼眶下缘呈水平。测试人员站在被测者右侧面,将水平板轻轻沿立柱下滑,轻压被测者头顶,测试人员两眼与水平压板呈水平位进行读数,记录。测试误差不得超过 0.5 cm。

注:身高坐高计应选择平坦并靠墙放置,立柱的刻度尺应面向光源。测量时,要特别注意足跟、骶骨和两肩胛是否紧靠立柱,水平压板与头顶接触时,松紧度要适度(头发蓬松者要压实,头顶有辫子、发髻者要放下)。读数完毕,立即将水平压板轻轻上推。

(2)体重　体重计应放在平坦的地面上或平台上,然后调整零点。受试者自然站立在体重计台面中央,读数。测试误差不得超过 0.1 kg。

注:被测者男性只穿短裤,女性穿短裤、背心或短袖衫。上下体重计时动作要轻。体重计使用前一定

要校正,并检查零点。测试人员要熟悉刻度尺刻度,避免差错。

(3)胸围　被测者自然站立、两脚分开,与肩宽相当,双肩放松,上肢自然下垂。测试人员面对被测者,将带尺上缘经背部肩胛骨下角下缘至胸前。男性和未发育的女性,带尺下缘经乳头缘;已发育的女性,带尺经乳头上方第4肋骨处,测量平静状态下的胸围。测试误差不得超过1 cm。

注:测量时,记录员应站在被测者的背后,注意带尺有无折转,位置是否正确,被测者上肢是否下垂,有无低头等情况,并进行纠正。测试人员应注意带尺的松紧度要适宜。被测者站立要自然,不得挺胸、驼背或深呼吸。在呼气末、吸气开始时读数。

(4)腰围　被测者站直,双手自然下垂,在其肋下缘与髂前上棘连线的中点做标记,用塑料带尺通过该中点测量腰围。

(5)臀围　被测者站直,双手自然下垂,测量其最大臀围,即耻骨联合和背后臀大肌最凸处。

(6)皮褶厚度

上臂法:被测者上臂自然下垂,取(左)右上臂测肱三头肌部位(自肩峰至尺骨鹰嘴的中点上方1～2 cm,上臂肩峰至桡骨头连线近中点,即肱三头肌腹部位),测试者用左手拇指和示指将皮肤连同皮下组织捏起,呈皱褶,然后用皮脂计测量皮褶根部的厚度(要防止将所在部位的肌肉捏起,被测者主动收缩该部位肌肉,此时肌肉即滑脱)。

背部:测量部位在(左)右肩胛下角2 cm处,被测者上臂自然下垂,与水平呈45°角测量。

3. 人体测量评价

(1)体重　理想体重:理想体重也称标准体重,我国常用理想体重公式为理想体重(kg)=身高(cm)-105。

(2)体重指数(bady mass index,BMI)　是目前评价肥胖和消瘦最常用的指标。它是反映蛋白质能量营养不良及肥胖症的常用指标。公式:

$$BMI=体重(kg)/[身高(m)]^2$$

评价标准:BMI的评价标准有多种,世界各国广泛采用WHO成人标准,我国参考国内发布的标准。

WHO成人标准:BMI在18.5～24.9 kg/m² 为正常,<18.5 kg/m² 为营养不良,在25.0～29.9 kg/m² 为超重,在30.0～34.9 kg/m² 为肥胖,在35.0～39.9 kg/m² 为严重肥胖,>40.0 kg/m² 为超级肥胖。

(3)腰臀比　是反映身体脂肪分布的一个简单指标,WHO通常用它来衡量人体是肥胖还是健康,保持腰围和臀围的适当比例关系,对成年人体质和健康及其寿命有着重要意义。该比值与心血管发病率有密切关系。公式:

$$腰臀比=腰围(cm)/臀围(cm)$$

正常值:标准的腰臀比为男性<0.8,女性<0.7。

评价标准:我国将男性腰臀比>0.9、女性腰臀比>0.8称为中央型肥胖,也称内脏型、腹型肥胖。

(4)皮褶厚度　肱三头肌皮褶厚度正常值:男性为8.3 mm,女性为15.3 mm。

评价标准,实测值占正常值90%以上为正常,80%～90%为轻度营养不良,60%～80%为中度营养不良,低于60%为重度营养不良,超过120%为肥胖。若皮褶厚度小于5 mm,则表示无脂肪,体脂肪消耗殆尽。我国目前尚无群体调查理想值,但可作为患者治疗前、后自身对比参考值。

肩胛下皮褶厚度评价标准:男性在10～40 mm、女性在20～50 mm者为正常;男性>40 mm,女性>50 mm者为肥胖;男性<10 mm、女性<20 mm者为消瘦。

(5)比胸围　公式:

$$比胸围=胸围(cm)/身高(cm)×100$$

标准值:50～55。

【注意事项】

1. 选用的测量工具必须经过核准。

2. 测量时间要统一。

3. 测量身高要严格遵守"三点靠立柱""两点呈水平"的测量姿势要求,测量者读数时两眼一定要与压板等高,两眼高于压板时要下蹲,低于压板时应垫高。

4. 水平压板与头部接触时,松紧要适度,头发蓬松者要压实,头顶的发辫、发髻要解开,饰物要取下。

5. 测试身高前,被测者不应进行体育活动和重体力劳动,否则准确性会受影响。

实验四　食品营养标签的识别与评价

【实验意义】　食品营养标签是食品标签上营养特性的说明,包括营养成分表和附加的营养信息。食品营养标签是促进规范化生产、防止伪劣食品、增加市场监督、促进食品正常贸易和公平竞争、促进产品向知性发展的有效手段。营养标签也是消费者了解食品的营养信息、获取营养知识最简单最直接的途径,通过营养标签,消费者可以了解食品的营养特性,比较并根据自身需要选择食品,计算食用一定量食品对日营养素需要的贡献值,从而有利于平衡膳食,降低膳食相关疾病的发生率。食品营养含量也是食品营养质量和食品相关营养声称的基础。

2013 年 1 月 1 日正式实施的《食品安全国家标准预包装食品营养标签通则》(GB 28050—2011),是我国第一个食品营养标签国家标准,标志着我国将强制执行食品营养标签管理制度。

在 2013 年 1 月 1 日后生产的食品必须执行该标准的各项强制性规定。该标准适用于预包装食品营养标签上营养信息的描述和说明;该标准不适用于保健食品及预包装特殊膳食用食品的营养标签标识。

【实验目的】

1. 明确食品营养标签的意义。

2. 掌握食品营养标签的识别方法及评价。

【实验内容】

1. 食品营养标签的概念　食品标签指食品包装上的文字、图形、符号及一切说明物。食品标签的内容包括食品名称、配料清单、净含量、制造者及经销者的名称和地址、日期和储藏说明、产品标准号、质量等级、批号、食用方法、能量和营养素含量等。

食品营养标签属于食品标签的一部分内容,是显示食品组成成分、食品的营养特征和性能,向消费者传递食品营养信息的主要手段,它包括营养成分表、营养声称和营养成分功能声称,是消费者最简单、最直接获取营养知识的途径,也是保证消费者的知情权、引导和促进健康消费的重要措施。

2. 食品营养标签基本要求

(1)预包装食品营养标签标示的任何营养信息,应真实、客观,不标示虚假信息,不得夸大产品的营养作用或其他作用。

(2)预包装食品营养标签应使用中文。如同时使用外文标示的,其内容应当与中文相对应,外文字号不得大于中文字号。

(3)营养成分表应以一个"方框表"的形式表示(特殊情况除外),方框可为任意尺寸,并与包装的基线垂直,表题为"营养成分表"。

(4)食品营养成分含量应以具体数值标示,数值可通过原料计算或产品检测获得。

(5)食品企业可根据食品的营养特性、包装面积的大小和形状等因素选择使用其中的一种格式。

（6）营养标签应标在向消费者提供的最小销售单元的包装上。

3. 食品营养标签识别 食品营养标签包括营养成分表、营养声称和营养成分功能声称。

（1）营养成分表

标示内容：食品营养标签上的营养成分表是标有食品营养成分名称、含量和占营养素参考值的百分比的规范性表格。表格中强制标示的内容包括能量、核心营养素的含量及其占营养素参考值的百分比。当标示其他成分时，应采取适当形式使能量和核心营养素的标示更加醒目。使用了营养强化剂的预包装食品，在营养成分表中还应标示强化后食品中该营养成分的含量值及其占营养素参考值的百分比。食品配料含有或生产过程中使用了氢化和（或）部分氢化油脂时，在营养成分表中还应标示反式脂肪酸的含量。

营养成分的表达方式：预包装食品中能量和营养成分的含量应以每100 g和（或）每100 mL和（或）每份食品可食部分中的具体数值来标示。当用份标示时，应标明每份食品的量。份的大小可根据食品的特点或推荐量规定。

（2）营养声称 营养声称是指食品营养标签上对食品营养特性的描述和声明，如能量水平、蛋白质含量。营养声称包括含量声称和比较声称。

（3）营养成分功能声称 营养成分功能声称是指某营养成分可以维持人体正常生长、发育和正常生理功能等作用的声称。对除能量和核心营养素外的其他营养成分进行营养声称或营养成分功能声称时，在营养成分表中还应标示该营养成分的含量及其占营养素参考值的百分比。

4. 配料表

（1）原料排序 食品的营养品质本质上取决于原料及其比例。配料表中，含量最大的原料应当排在第一位，按照从多到少的顺序，最少的原料排在最后一位。

如某麦片产品配料表如下：米粉、蔗糖、麦芽糊精、燕麦、核桃……

说明该麦片产品米粉含量最高，蔗糖次之，其中的燕麦和核桃都很少。

（2）食品添加剂 按照国家标准，食品中使用的所有食品添加剂必须标注在配料表中。添加剂的使用量都非常小，低于1%，所以它们"排名不分先后"。按法规要求，食品添加剂不能单用"色素""甜味剂"等模糊的名称，而必须标注其具体名称。比如"柠檬黄""胭脂红""栀子黄"等和颜色有关的色素，"阿斯巴甜""甜蜜素"等与甜味有关的甜味剂。

5. 营养标签的评价 营养标签见表2-2-1。

表2-2-1 营养标签

项目	每100 g	营养素参考值
能量	2 031 kJ	24%
蛋白质	4.9 g	8%
脂肪	9.0 g	15%
糖类	94.7 g	32%
膳食纤维	7.1 g	28%
钠	400 mg	20%

评价：

（1）该营养标签符合《食品安全国家标准预包装食品营养标签通则》（GB 28050—2011）的强制标示

能量、核心营养素(蛋白质、脂肪、糖类、钠)的含量值及其占营养素参考值(NRV)的百分比的要求,并且标示顺序正确。

(2)该营养标签中"能量"与核心营养素的标示突出,比其他营养素的标示更醒目。

(3)该营养标签中营养成分的含量及计量单位符合标示准则,其修约间隔也符合标示准则。

(4)该营养标签中 NRV 标示无误。

(5)该营养标签中的营养声称是"本产品富含膳食纤维"、营养成分功能声称是"膳食纤维有助于维持正常的肠道功能",因其膳食含量高达 7.1 g/100 g,高于要求的=6 g/100 g(固体),所以其营养声称和营养成分功能声称均符合准则,有助于市场监管和消费者验证。因此,该食品营养标签符合《食品安全国家标准预包装食品营养标签通则》(GB 28050—2011)的要求。若该食品营养标签中的营养成分表使用中英文对照标示,则做得更好,也更能被食品商家在食品营养标签制作中借鉴和参考。

【操作流程】

1.学生分成若干调查组,并确定调查目的、对象、调查内容和方法。

2.教师对调查的组织与实施进行必要说明并提出教学要求。

3.对所收集的调查资料进行统计学处理,并对所调查的食品营养标签做出评价。

【注意事项】 营养标签三看。

1.看脂肪比例及钠含量 如有些饼干尝起来不油不咸,并不表示它的含盐量少;而有些饼干的盐因为撒在表面,吃起来感觉比较咸,其实钠含量并不高。正确的判断方法应该是看饼干的脂肪占热量比和钠含量。

2.看油脂种类 通常情况下,配料表上都会标出所用油的种类,通过它们以分辨饱和脂肪酸和反式脂肪酸含量多少。如乳油、牛油、棕榈油、椰子油中含有一定的饱和脂肪酸,氢化植物油(又名起酥油)中含反式脂肪酸。

3.配料表排位大有学问 尽管配料多种多样,但是排位越靠前,表明为主要原料。

实验五　食品中总氮的测定

【实验意义】 食物中蛋白质含量是计算人体蛋白质摄入量的基础资料。各类食物的蛋白质含量很不均衡,故蛋白质含量的测定可作为评价食物蛋白质营养价值的重要指标。

【实验目的】

1.掌握凯氏定氮法测定蛋白质含量的原理及步骤。

2.了解消化仪和自动定氮仪的使用方法及蛋白质系数在蛋白质含量计算中的应用。

3.熟悉不同蛋白质含量测定的方法及测定过程中各种实验设备的应用及操作方法。

【实验内容】

1.根据不同方法对样品进行消化处理,对食物中蛋白质含氮量进行测定。

2.结合换算公式计算食物中蛋白质的含量。

【实验方法】

(一)凯氏定氮法

1.原理 食物中的蛋白质在催化加热条件下被分解,产生的氨与硫酸结合生成硫酸铵。碱化蒸馏使氨游离,用硼酸吸收后以硫酸或烟酸标准滴定溶液滴定。根据酸的消耗量乘以换算系数,即为蛋白质的含量。

$$含氮有机物 + H_2SO_4 \longrightarrow CO_2 + SO_2 + H_2O + NH_3$$

$$2NH_3 + H_2SO_4 \longrightarrow (NH_4)_2SO_4$$

$$(NH_4)_2SO_4 + 2NaOH \longrightarrow Na_2SO_4 + 2NH_3 + 2H_2O$$

$$NH_3 + H_3BO_4 \longrightarrow NH_4H_2BO_4$$

$$NH_4H_2BO_4 + HCl \longrightarrow NH_4Cl + H_3BO_4$$

2. 器材 定氮瓶(100 mL、250 mL 或 500 mL)、小漏斗、石棉网、电炉、玻璃棒、移液管(5 mL、10 mL)、滴定管、滴瓶(25 mL 或 50 mL)、容量瓶(100 mL)、天平(感量为 1 mg)、凯氏定氮装置或自动定氮蒸馏器、井式消化炉。

3. 试剂

(1)硫酸铜溶液($CuSO_4 \cdot 5H_2O$)。

(2)硫酸钾溶液(K_2SO_4)。

(3)硫酸(H_2SO_4,密度为 1.84 g/L)。

(4)40 g/L 氢氧化钠:称取 40 g 氢氧化钠加水溶解后,放冷,并稀释至 1 000 mL。

(5)20 g/L 硼酸溶液:称取 20 g 硼酸,加水溶解后并稀释至 1 000 mL。

(6)硫酸标准滴定溶液(0.05 mol/L)或盐酸标准滴定溶液(0.05 mol/L)。

(7)95% 乙醇溶液。

(8)甲基红乙醇溶液(1 g/L):称取 0.1 g 甲基红,溶于 95% 乙醇,用 95% 乙醇稀释至 100 mL。

(9)亚甲基蓝乙醇溶液(1 g/L):称取 0.1 g 亚甲基蓝,溶于 95% 乙醇,用 95% 乙醇稀释至 100 mL。

(10)混合指示液:2 份甲基红乙醇溶液与 1 份亚甲基蓝乙醇溶液临用时混合。

4. 操作

(1)样品处理 精密称取充分混匀的固体试样 0.2~2 g、半固体试样 2~5 g 或液体试样 10~25 g(相当于 30~40 mg 氮),精确至 0.001 g,分别移入干燥的 100 mL、250 mL 或 500 mL 定氮瓶中,分别加入 0.2 g 硫酸铜、6 g 硫酸钾及 20 mL 硫酸,轻摇后于瓶口放一小漏斗,将瓶以 45° 角斜支于有小孔的石棉网上。小心加热,待内容物全部炭化,泡沫完全停止后,加强火力,并保持瓶内液体微沸,至液体呈蓝绿色并澄清透明后,再继续加热 0.5~1 h。取下放冷,小心加入 20 mL 水。放冷后,移入 100 mL 容量瓶中,并用少量蒸馏水洗定氮瓶,洗液并入容量瓶中,再加水至刻度,混匀备用。同时做试剂空白试验。

(2)蒸馏测定 按图 2-2-1 装好定氮蒸馏装置,向水蒸气发生器内装水至 2/3 处,加入数粒玻璃珠,加甲基红乙醇溶液数滴及数毫升硫酸,以保持水呈酸性,加热煮沸水蒸气发生器内的水并保持沸腾。

(3)吸收滴定 向接收瓶内加入 100 mL 硼酸溶液及 1~2 滴混合指示液,并使冷凝管的下端插入液面以下,根据试样中氮含量,准确吸取 10.0 mL 试样消化稀释液由小玻璃杯注入反应室,以 10 mL 水洗涤小玻璃杯并使之流入反应室内,随后塞紧棒状玻璃塞。将 10.0 mL 氢氧化钠溶液倒入小玻璃杯,提起玻璃塞使其缓缓流入反应室,立即将玻璃塞盖紧,并加水于小玻璃杯以防漏气。夹紧螺旋夹,开始蒸馏。蒸馏 10 min 后移动蒸馏液接收瓶,液面离开冷凝管下端,再蒸馏 1 min。然后用少量水冲洗冷凝管下端外部,取下蒸馏液接收瓶。以硫酸或盐酸标准滴定溶液滴定至灰色或蓝紫色为终点。

同时吸取 10 mL 试剂空白消化液按(3)操作。

(4)结果计算

$$X = \frac{(V_1 - V_2) \times c \times 0.014}{m \times \dfrac{10}{100}} \times F \times 10\%$$

式中:X 为样品中蛋白质的含量,%;V_1 为样品消耗盐酸标准溶液的体积,mL;V_2 为试剂空白消耗盐酸

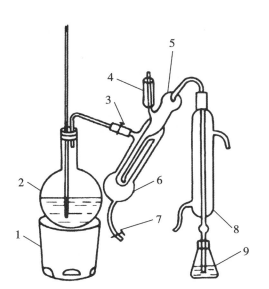

图 2-2-1　定氮蒸馏装置

1.电炉　2.水蒸气发生器　3.螺旋夹　4.小玻璃杯及棒状玻塞　5.反应室　6.反应室外层
7.橡皮管及螺旋夹　8.冷凝管　9.蒸馏液接收瓶

标准溶液的体积,mL;c 为盐酸标准溶液的摩尔浓度,mol/L;m 为样品的质量(体积),g(mL);0.014 为 1.0 mL 硫酸[$c(1/2H_2SO_4) = 1.000$ mol/L]或盐酸[$c(HCl) = 1.000$ mol/L]标准滴定溶液相当的氮的质量,g;F 为氮换算为蛋白质的系数,一般食物为 6.25,纯乳与纯乳制品为 6.38,面粉为 5.70,玉米、高粱为 6.24,花生为 5.46,大米为 5.95,大豆及其粗加工制品为 5.71,大豆蛋白制品为 6.25,肉与肉制品为 6.25,大麦、小米、燕麦、裸麦为 5.83,芝麻、向日葵籽为 5.30,复合配方食品为 6.25。

以重复性条件下获得的 2 次独立测定结果的算术平均值表示,蛋白质含量≥1 g/100 g 时,结果保留 3 位有效数字;蛋白质含量<1 g/100 g 时,结果保留 2 位有效数字。

5.注意事项

(1)消化要在通风橱内进行,消化时要把附着在管壁上的食品用少量硫酸冲下,使消化完全。蒸馏时要随时注意防止蒸馏器漏水、漏气等现象的发生。

(2)蒸馏时向反应室加 NaOH 动作要快,玻璃塞塞严并立即用少量水密封,以免氨逸出。

(3)硫代硫酸钠滴定到溶液至浅黄色时应放慢速度,以防滴定过终点。

(二)分光光度法

1.原理　食物中的蛋白质在催化加热条件下被分解,分解产生的氨与硫酸结合生成硫酸铵,在 pH=4.8 的乙酸钠-乙酸缓冲液中与乙酰丙酮和甲醛反应生成黄色的 3,5-二乙酰-2,6-二甲基-1,4-二氢化吡啶化合物。在波长 400 nm 下测定吸光度,与标准系列比较定量,结果乘以换算系数,即为蛋白质含量。

2.仪器

(1)分光光度计。

(2)电热恒温水浴锅:100 ℃±0.5 ℃。

(3)10 mL 具塞玻璃比色管。

(4)天平:感量 1 mg。

3.试剂

(1)乙酸溶液(1 mol/L) 量取 5.8 mL 乙酸(优级纯),加水稀释至 100 mL。

(2)乙酸钠溶液(1 mol/L) 量取 41 g 无水乙酸钠或 68 g 乙酸钠,加水溶解后并稀释至 500 mL。

(3)乙酸钠-乙酸缓冲液 量取 60 mL 乙酸钠溶液与 40 mL 乙酸溶液混匀,该溶液 pH=4.8。

(4)显色剂 15 mL 37% 甲醛与 7.8 mL 乙酰丙酮混合并加水稀释至 100 mL,剧烈振摇(室温下放置稳定 3 d)。

(5)氨氮标准储备溶液(1 g/L) 称取 105 ℃ 干燥 2 h 的硫酸铵 0.472 g,加水溶解后移于 100 mL 容量瓶中,并稀释至刻度,混匀,此溶液每毫升相当于 1.0 mg 氮。

(6)氨氮标准储备溶液(0.1 g/L) 用移液管吸取 10.00 mL 氨氮标准储备溶液于 100 mL 容量瓶内,加水定容至刻度,混匀,此溶液每毫升相当于 0.1 mg 氮。

(7)对硝基苯酚指示剂溶液(1 g/L) 称取 0.1 g 对硝基苯酚指示剂溶于 20 mL 95% 乙醇中,加水稀释至 100 mL。

4.操作

(1)试样消解 精密称取经粉碎混匀过 40 目筛的固体试样 0.1～0.5 g、半固体试样 0.2～1 g 或液体试样 1～5 g,精确至 0.001 g,移入干燥的 100 mL 或 250 mL 定氮瓶中,加入 0.1 g 硫酸铜、1 g 硫酸钾及 5 mL 硫酸,轻摇后于瓶口放一小漏斗,将定氮瓶以 45°角斜支于有小孔的石棉网上。小心加热,待内容物全部炭化,泡沫完全停止后,加强火力,并保持瓶内液体微沸,至液体呈蓝绿色并澄清透明后,再继续加热 30 min。取下放冷,小心加入 20 mL 水。放冷后,移入 50 mL 或 100 mL 容量瓶中,并用少量蒸馏水洗定氮瓶,洗液并入容量瓶中,再加水至刻度,混匀备用。同时做试剂空白试验。

(2)试样溶液的制备 吸取 2.00～5.00 mL 试样或试剂空白消化液于 50 mL 或 100 mL 容量瓶内,加 1～2 滴对硝基苯酚指示剂溶液,摇匀后滴加氢氧化钠溶液中和至黄色,再滴加乙酸溶液至溶液无色,用水稀释至刻度,混匀。

(3)标准曲线的绘制 吸取 0.00 mL、0.05 mL、0.10 mL、0.20 mL、0.40 mL、0.60 mL、0.80 mL 和 1.00 mL 氨氮标准使用溶液(相当于 0.00 μg、5.00 μg、10.0 μg、20.0 μg、40.0 μg、60.0 μg、80.0 μg 和 100 μg 氮),分别置于 10 mL 比色管中。加 4.0 mL 乙酸钠-乙酸缓冲液及 4.0 mL 显色剂,加水稀释至刻度,混匀。置于 100 ℃ 水浴中加热 15 min。取出用冷水冷却至室温后,移入 1 cm 比色杯内,以零管为参比,于波长 400 nm 处测量吸光度,根据标准各点吸光度绘制标准曲线或计算线性回归方程。

(4)试样测定 吸取 0.50～2.00 mL 试样溶液和同量的试剂空白液,分别置于 10 mL 比色管中。按(3)所述"加入 4.0 mL 乙酸钠-乙酸缓冲液及 4.0 mL 显色剂……"操作,试样吸光度与标准曲线比较定量或代入线性回归方程式求出含量。

(5)结果计算

$$X = \frac{(c-c_0)\times 100 \times F}{m \times \dfrac{V_2}{V_1} \times \dfrac{V_4}{V_3} \times 1\,000 \times 1\,000}$$

式中:X 为试样中蛋白质的含量,g/100 g;c 为试样溶液中氮的含量,μg;c_0 为试剂空白液中氮的含量,μg;V_1 为试样溶液定容体积,mL;V_2 为制备试样溶液的消化液体积,mL;V_3 为试样溶液总体积,mL;V_4 为测定用试样溶液体积,mL;m 为试样质量,g;F 为氮核算为蛋白质的系数。

5．注意事项

（1）按本法操作测得样品蛋白质含量在 0.3% ~ 2%。小于或大于此范围的样品需加大取样量或将样品稀释。

（2）显色剂应现用现配，剧烈振摇方可使用。

（三）燃烧法

1．原理　试样在 900 ~ 1 200 ℃ 高温下燃烧，燃烧过程中产生混合气体，其中的碳、硫等干扰气体和盐类被吸收管吸收，氮氧化物被全部还原成氮气，形成的氮气气流通过热导检测仪进行检测。

2．器材

（1）氮/蛋白质分析仪。

（2）天平：感量 0.1 mg。

3．试剂

（1）0.050 0 mol/L 硫代硫酸钠标准溶液。

（2）蓝墨水（可选用纯蓝墨水以外任何品牌的蓝墨水）。

4．操作步骤

（1）样品测定　按照仪器说明书要求称取 0.1 ~ 1.0 g 充分混匀的试样（精确至 0.000 1 g），用锡箔包裹后置于样品盘上。试样进入燃烧反应炉（900 ~ 1 200 ℃）后，在高纯氧（≥99.99%）中充分燃烧。燃烧炉中的产物（NO_x）被载气 CO_2 运送至还原炉（800 ℃）中，经还原生成氮气后检测其含量。

（2）结果计算

$$X = c \times F$$

式中：X 为试样中蛋白质的含量，g/100 g；c 为试样中氮的含量，g/100 g；F 为氮核算为蛋白质的系数。

实验六　食品中维生素 C 水平的测定

【实验意义】　维生素 C 又称抗坏血酸，食品中的总坏血酸包括还原型和脱氢型两种，主要是以还原型维生素 C 的形式存在于新鲜的蔬菜和水果中，是机体正常生命活动所必需的有机化合物。当食物放置时间过长或经烹调处理后，有相当一部分抗坏血酸转变成脱氢型，脱氢型抗坏血酸仍有 85% 左右维生素 C 活性。测定总抗坏血酸可以评价烹调方法对食物中抗坏血酸的影响。

【实验目的】

1．掌握 2,4-二硝基苯肼比色法测定抗坏血酸总量的方法。

2．理解影响维生素 C 测定准确性的因素。

3．熟悉不同维生素 C 含量测定的方法并学习其操作方法。

【实验内容】

1．食品中还原型抗坏血酸氧化为脱氢型抗坏血酸。

2．食品中脱氢型抗坏血酸含量的测定。

【实验方法】

（一）2,4-二硝基苯肼比色法

1．原理　样品中的还原型抗坏血酸经活性炭氧化为脱氢型抗坏血酸。在一定条件下，脱氢型抗坏血酸与 2,4-二硝基苯肼作用生成红色的脎，脎的生成量与总抗坏血酸含量成正比，将脎溶解在硫酸中后可进行比色定量。

2. 器材　恒温水浴锅(37 ℃±0.5 ℃)、可见紫外分光光度计、捣碎机。

3. 试剂

(1)4.5 mol/L 硫酸:250 mL 浓硫酸(比重 1.84)缓慢加入 700 mL 蒸馏水中,冷却后用水稀释至 1 000 mL。

(2)85% 硫酸:850 mL 浓硫酸(比重 1.84)缓慢加入 150 mL 蒸馏水中,冷却后备用。

(3)2% 2,4-二硝基苯肼溶液:2 g 2,4-二硝基苯肼溶解于 100 mL 1% 草酸溶液中。

(4)2% 草酸溶液。

(5)1% 硫脲:称取 5 g 硫脲溶解于 500 mL 1% 草酸溶液中。

(6)2% 硫脲:称取 10 g 硫脲溶解于 500 mL 1% 草酸溶液中。

(7)1 mol/L 盐酸溶液:取 100 mL 盐酸,加水并稀释至 1 200 mL。

(8)活性炭:将 100 mg 活性炭加到 750 mL 1 mol/L 盐酸中,回流 1~2 h,过滤,用水洗数次,至滤液中无铁离子(Fe^{3+})为止,然后置于 110 ℃烘箱中烘干。

(9)抗坏血酸标准溶液(1 mg/mL):称取 100 mg 纯抗坏血酸溶解于 100 mL 1% 草酸溶液中。

4. 操作步骤

(1)样品提取(全部实验过程应避光)

1)鲜样的制备:称取 100 g 鲜样,立即加入 100 mL 2% 草酸溶液,倒入捣碎机中打成匀浆,称取 10.0~40.0 g 匀浆(含 1~2 mg 抗坏血酸)倒入 100 mL 容量瓶,用 1% 草酸溶液稀释至刻度,混匀,过滤,滤液备用。

2)干样制备:称取 1~4 g 干样(含 1~2 mg 抗坏血酸)放入乳钵内,加入等量的 1% 草酸溶液磨成匀浆,连固形物一同倒入 100 mL 容量瓶,用 1% 草酸溶液稀释至刻度,混匀,过滤,滤液备用。

(2)氧化处理　量取 25.0 mL 上述滤液,加入 2 g 活性炭,振摇 1 min,过滤,弃去最初数毫升滤液。吸取 10.0 mL 此氧化提取液,加入 10.0 mL 2% 硫脲溶液,混匀,备用。

(3)脎的形成　取 3 支试管,其中一支(A)为空白管,另两支(B、C)为样品管。3 支试管内分别加入 4 mL 经氧化处理的样品稀释液,B、C 管再各加入 1.0 mL 2% 2,4-二硝基苯肼溶液。将所有试管放入 37 ℃±0.5 ℃恒温水浴锅保温 3 h。取出置室温下,A 管加 2% 2,4-二硝基苯肼溶液 1.0 mL,放置 10~15 min。

(4)脎的溶解　各管置于冰水浴中缓慢加入 85% 硫酸 5 mL,滴加时间至少需要 1 min,边加边摇动试管。将试管自冰水中取出,在室温放置 30 min 后比色。

(5)比色　用 1 cm 比色杯,以空白液调零点,于 540 nm 波长测吸光度。

(6)标准曲线绘制　取 50 mL 标准液于锥形瓶中,加 2 g 活性炭,振摇 1 min,过滤,取滤液 10 mL 于 500 mL 容量瓶中,加入 5.0 g 硫脲,用 1% 草酸溶液稀释至刻度,抗坏血酸浓度为 20 μg/mL。取 5 mL、10 mL、20 mL、25 mL、40 mL、50 mL、60 mL 稀释液,分别放入 7 个 100 mL 容量瓶中,用 1% 硫脲稀释至刻度,使最后稀释液中抗坏血酸的浓度分别为 1 μg/mL、2 μg/mL、4 μg/mL、5 μg/mL、8 μg/mL、10 μg/mL、12 μg/mL。按样品测定步骤形成脎并比色,以抗坏血酸浓度(μg/mL)为横坐标绘制标准曲线。

(7)结果计算

$$X = \frac{c}{m} \times 100$$

式中:X 为样品中总抗坏血酸含量,mg/100 g;c 为由标准曲线查得或由回归方程算得试样测定液总抗坏血酸含量,mg;m 为测定时所取滤液相当于样品的用量,g。计算结果保留到小数点后两位。

5. 注意事项

(1) 加入 85% 硫酸溶解形成脲时应边加边振摇试管,防止样品中糖类成分炭化而使溶液变黑。

(2) 加硫酸 30 min 后必须立刻比色,因为颜色会继续加深。

(3) 硫脲可防止抗坏血酸被氧化,并有助于脲的形成。

(二)2,6-二氯酚靛酚滴定法

1. 原理 还原型抗坏血酸可将染料 2,6-二氯酚靛酚还原。用标准碘酸钾溶液标定抗坏血酸溶液,然后以标定的抗坏血酸溶液标定 2,6-二氯酚靛酚染料溶液,再用此染料滴定样品中的抗坏血酸。2,6-二氯酚靛酚在酸性溶液中呈红色,被还原后红色褪去。当被测溶液过量 1 滴染料时即显红色,以示终点。在无杂质干扰时,被测溶液还原染料的量与其中所含抗坏血酸浓度成正比。

2. 器材

(1) 组织捣碎机。

(2) 微量滴定管、锥形烧瓶。

(3) 100 mL 具塞量筒。

3. 试剂

(1) 1% 草酸溶液。

(2) 2% 草酸溶液。

(3) 白陶土。

(4) 0.1 mol/L 碘酸钾标准储备液:精密称取干燥的碘酸钾(GR 或 AR 级)2.140 0 g,用蒸馏水溶解于 100 mL 容量瓶中并定容至刻度。

(5) 0.001 0 mol/L 碘酸钾标准营养液:取碘酸钾标准储备液 1.0 mL 稀释至 100 mL。此液 1.0 mL 相当于抗坏血酸 0.088 mg。

(6) 1% 淀粉溶液:取可溶性淀粉 0.5 g,加水 1 滴,搅拌成糊状后倒入 50 mL 沸水中,混匀,冷藏待用。

(7) 6% 碘酸钾溶液:称取碘酸钾 0.6 g 溶解于 10 mL 蒸馏水中。临用前配制。

(8) 抗坏血酸溶液:称取纯抗坏血酸粉末 20 mg,用 1% 草酸溶于 100 mL 容量瓶中,用蒸馏水稀释至刻度,摇匀。冷藏保存。

(9) 2,6-二氯酚靛酚:称取 2,6-二氯酚靛酚 50 mg 溶解在上述碳酸氢钠热溶液中,冷后放冰箱,过夜。次日过滤在 250 mL 容量瓶中,用蒸馏水稀释至刻度,摇匀。储于棕色瓶中,冷藏保存。

4. 操作步骤

(1) 2,6-二氯酚靛酚溶液的标定

1) 抗坏血酸标准溶液的标定:吸取抗坏血酸溶液 2 mL 于锥形瓶中,再加入 1% 草酸 5 mL、6% 碘化钾溶液 0.5 mL、1% 淀粉溶液 2 滴,再以 0.001 0 mol/L 碘酸钾标准溶液滴定至终点呈淡蓝色。计算方法:

$$抗坏血酸浓度(mg/mL) = \frac{消耗\ 0.001\ 0\ mol/L\ 碘酸钾溶液毫升数 \times 0.088}{所取抗坏血酸毫升数}$$

2) 2,6-二氯酚靛酚溶液的标定:吸取以标定过的抗坏血酸溶液 5 mL 及 1% 草酸 5 mL 于锥形瓶中,以待标定的 2,6-二氯酚靛酚溶液滴定至溶液呈淡红色,在 15 s 内不褪色为止。

$$1\ mL\ 染料相当于抗坏血酸毫克数 = \frac{抗坏血酸浓度(mg/mL) \times 抗坏血酸溶液的毫升数}{滴定消耗染料的毫升数}$$

(2) 样品测定

1) 取样品 100 g 稍加切碎后置于捣碎机中,加入等量的 2% 草酸溶液,制成匀浆。

2) 称取 10 g 匀浆于小烧杯中,小心地以 1% 草酸将样品洗入 100 mL 量筒内,稀释至刻度,摇匀,静止。

3)取上层液滤过。吸取滤液 5 mL 于锥形瓶中,以标定过的 2,6-二氯酚靛酚溶液滴定至溶液呈淡红色,15 s 内不褪色为止。

4)用蒸馏水做空白滴定,如染料浓度过高,应适当稀释。

（3）结果计算

$$还原型抗坏血酸(mg/100\ mg) = \frac{(V_1 - V_2) \times T \times 100}{W}$$

式中:V_1 为样品滴定时所用染料量,mL;V_2 为空白滴定时所用染料量,mL;W 为滴定时所用样品稀释液中含样品的量,g;T 为 1 mL 染料相当于抗坏血酸毫克数。

5. 注意事项

（1）操作过程要迅速,因还原型抗坏血酸易被氧化,一般不超过 2 min。

（2）如样品有色应把样品上层液 20 mL 倒入锥形瓶中,加入一勺白陶土,振摇数次,使充分脱色。静止后再取上层液测定。同时,取一锥形瓶,加入 1% 草酸溶液 20 mL,加入一勺白陶土,振摇数次,作为空白。

（3）样品中可能有其他杂质也能还原 2,6-二氯酚靛酚,但还原染料的速度较抗坏血酸慢,所以滴定时以 15 s 粉红色不褪去为止。

实验七　食品中铁含量的测定

【实验意义】　铁是人体内含量最多,也是最容易缺乏的微量元素,是血红蛋白、肌红蛋白、细胞色素及其他酶系统的主要成分,其对健康和生命具有更直接的影响。通过测定食物中铁的含量,为指导人们合理使用含铁丰富的食物及补铁产品的开发提供理论依据。

【实验目的】

1. 掌握湿法消化技术及用火焰原子吸收法测定食品中铁含量。

2. 熟悉不同的铁含量测定的方法。

3. 理解影响食物铁含量的因素。

【实验内容】

1. 铁标准曲线的绘制。

2. 样品中铁含量测定。

【实验方法】

（一）火焰原子吸收光谱法

1. 原理　样品经湿化法处理后,导入原子吸收分光光度计中,经火焰原子化后,在 248.3 nm 处测定吸光度。在一定浓度范围内铁的吸光度与铁含量成正比,与标准系列比较定量。

2. 器材

（1）原子吸收光谱仪:配火焰原子化器,铁空心阴极灯。

（2）微波消解仪:配聚四氟乙烯消解内罐。

（3）可调式电热炉。

（4）分析天平:感量 0.1 mg 和 1 mg。

3. 试剂

（1）硝酸（HNO_3）：优级纯。

（2）高氯酸（$HClO_4$）：优级纯。

（3）混合消化液：硝酸与高氯酸 4：1 混匀。

（4）硫酸铁铵［$NH_4Fe(SO_4)_2 \cdot 12H_2O$，CAS 号 7783-83-7］。

（5）铁标准储备液（1 000 mg/L）：精确称取金属铁 1.000 g 或含 1.000 g 纯金属的氧化物，分别加硝酸溶解，移入 1 000 mL 容量瓶，加 0.5 mol/L 硝酸溶液稀释至刻度储存于聚乙烯瓶内，4 ℃保存。

（6）铁标准应用液（100 mg/L）：准确吸取铁标准储备液 10 mL 于 100 mL 容量瓶中，加硝酸溶液（5+95）定容至刻度，储存于聚乙烯瓶内，4 ℃保存。

4. 操作步骤

（1）样品制备　湿样（如蔬菜、水果、鲜肉、鲜鱼等）用水冲洗干净后，再用去离子水充分洗净。干粉类样品（如面粉、奶粉等）取样后立即装容器密封保存，防止污染。

（2）样品消化　精确称取混匀样品，干样称取 0.5～1.5 g（湿样称取 2.0～4.0 g，饮料等液体样品取 5.0～10.0 g），放入 250 mL 锥形瓶中，加混合酸消化液 15 mL，上放一小漏斗，置于电沙浴上加热消化。如未消化好而酸液过少时，可补加 5～10 mL 混合酸消化液，继续加热消化，直至无色透明为止。再加几毫升去离子水，加热以除去多余的硝酸。待锥形瓶中液体接近 2～3 mL 时取下冷却，用去离子水洗并移入 10 mL 刻度试管中，加去离子水定容至刻度。

同时取与消化试样相同量的混合酸消化液，按上述操作做试剂空白试验测定。

（3）试样测定

1）铁标准曲线制备　分别取铁标准应用液 0.5 mL、1 mL、2 mL、3 mL、4 mL 置于 100 mL 容量瓶中，用硝酸溶液（5+95）定容至刻度，铁浓度相当于 0.5 μg/mL、1 μg/mL、2 μg/mL、3 μg/mL、4 μg/mL。

2）试样测定　仪器狭缝、空气及乙烯的流量、灯光光度、元素灯电流等均按使用的仪器调至最佳状态。将消化好的样液、试剂空白液和铁的标准浓度系列分别导入火焰进行测定。

（4）结果计算　以各浓度系列标准溶液与对应的吸光度绘制标准曲线，测定用样品液及试剂空白液由标准曲线查出浓度值（c 及 c_0），再按下式计算：

$$X = \frac{(c-c_0) \times V \times f \times 100}{m \times 1\,000}$$

式中：X 为样品中铁的含量，mg/100 g；c 为测定用样品液中铁的浓度（由标准曲线查出），μg/mL；V 为样品定容体积，mL；f 为稀释倍数；c_0 为试剂空白液中铁的浓度（由标准曲线查出），μg/mL；m 为试样的质量，g。

5. 注意事项

（1）样品制备过程中应特别注意防止各种污染。所用设备，如电磨、绞肉机、匀浆器、打碎机等必须是不锈钢制品，所有容器必须使用玻璃或聚乙烯制品。

（2）所用玻璃仪器均以硫酸–重铬酸钾洗液浸泡数小时，再用洗衣粉充分洗刷后用水反复冲洗，最后用去离子水冲洗晒干或烘干，方可使用。

（二）邻二氮菲法

1. 原理　在 pH 值为 2～9 的溶液中，二价铁离子与邻二氮菲生成稳定的橙红色配合物，在波长 510 nm 处有最大吸收，其吸光度与铁的含量成正比，故可比色测定。

2. 器材

（1）原子吸收光谱仪：配火焰原子化器，铁空心阴极灯。

（2）微波消解仪:配聚四氟乙烯消解内罐。

（3）可见紫外分光光度计。

（4）分析天平:感量 0.1 mg 和 1 mg。

3.试剂

（1）10% 盐酸羟胺溶液。

（2）0.15% 邻二氮菲水溶液:新鲜配制。

（3）1 mol/L 盐酸。

（4）10% 醋酸钠溶液。

（5）铁标准溶液。

4.操作步骤

（1）样品处理　干法灰化:准确称取固体试样 0.5 ~ 3 g（精确至 0.001 g）或准确移取液体试样 2.00 ~ 5.00 mL 于坩埚中,小火加热,炭化至无烟,转移至马弗炉中,于 550 ℃ 灰化 3 ~ 4 h。冷却,取出,对于灰化不彻底的试样,加数滴硝酸,小火加热,小心蒸干,再转入 550 ℃ 马弗炉中,继续灰化 1 ~ 2 h,至试样呈白灰状,冷却,取出,用适量硝酸溶液(1+1)溶解,转移至 25 mL 容量瓶中,用少量水洗涤内罐和内盖 2 ~ 3 次,合并洗涤液于容量瓶中并用水定容至刻度。同时做试样空白试验。

（2）标准曲线绘制　分别取铁标准应用液 0 mL、1 mL、3 mL、4 mL、5 mL 置于 50 mL 容量瓶中,加入 1 mol/L 盐酸溶液 1 mL、10% 盐酸羟胺 1 mL、0.15% 邻二氮菲 1 mL。然后加入 10% 醋酸钠溶液 5 mL,用水稀释至刻度,摇匀,以不加铁的试剂空白溶液作为参比液,在 510 nm 波长处,用 1 cm 比色皿测吸光度,绘制标准曲线。

（3）样品的测定　准确吸取样液 5 ~ 10 mL 于 50 mL 容量瓶中,以下按照标准曲线绘制操作,测定吸光度,在标准曲线上查出相对应的含铁量。以每升未知液中含铁多少克表示(g/L)。

5.注意事项　在测定过程中,注意不要将有色溶液洒在仪器和桌面上。若不小心洒在桌面上,应立即擦干净。

实验八　食物中毒案例讨论

【实验意义】　近年来,食物中毒事件时有发生,由食物导致的公共卫生事件越来越受百姓关注。食物中毒的发生及特点与所处的社会和经济环境密切相关。食物中毒的诊断主要以流行病学调查资料、中毒病人的潜伏期、特有的临床表现为依据,并经过必要的实验室诊断确定中毒的原因,通过食物中毒流行病学特点的分析,为有效预防和控制食物中毒突发公共卫生事件的发生提供科学依据。

【实验目的】

1.掌握食物中毒的概念、特点及分类。

2.掌握常见细菌性食物中毒的好发食品及处理原则。

3.熟悉常见的食物中毒的临床表现及调查处理方法。

【实验内容】

案例一:2018 年 7 月 20 日,某市一家医院收治了数十名症状相似的病人,病人均有恶心、呕吐、腹痛、腹泻、发热等症状。

根据病人的主诉,所有病人都有食用过某农贸市场出售的熟猪头肉的情况,有的在 7 月 19 日午餐,有的在 7 月 19 日晚餐。买回家后均未加热而直接食用,且家人中未食猪头肉者未发病,根据以上情况,该医生初步怀疑病人是食物中毒,并立即向食品药品监督管理部门报告。

食品药品监督管理人员在接到医院的食物中毒报告后,迅速准备,立即奔赴现场,在医护人员的协助下,进一步了解有关情况,让病人填写了"进餐情况调查表",并协助医务人员妥善处理病人,采集病人的吐泻物及血尿样品,并对猪头肉的加工制作场所进行了检查和采样。现场检查情况:该商贩熟肉出售场所无防蝇、防尘措施,且附近卫生状况较差,苍蝇乱飞,尘土飞扬。加工制作场所卫生状况更差,刀、菜板、桶等器具污秽不堪,而且生熟不分。实验室检查结果:细菌总数和大肠菌群严重超标,从病人的吐泻物中分离出了大量的变形杆菌。

问题讨论:

1. 如果你是该医院的门诊医生,在接到第一例病人时,你会考虑哪些疾病? 一个上午接到如此多的症状相似的病人,你如何考虑?

2. 如果怀疑食物中毒,应如何处理?

3. 如果你作为食品药品监督管理人员,在接到食物中毒报告后,应做好哪几个方面的准备工作?

4. 如何进行现场调查和采样工作?

5. 这是一起什么样的食物中毒?

6. 为了防止此类中毒事件的发生,今后应做好哪方面的工作?

7. 应如何处理该熟肉制售商贩?

案例二: 某市食品药品监督管理部门于2018年8月6日上午9时,接到某医院食物中毒报告,有关人员立即赶到医院,发现情况如下,该医院在8月5日夜间共收治了70个疑似食物中毒病人,所有病人均为某大学同级同学,8月5日中午在某酒店聚会,晚上陆续发病,症状以腹部阵发性绞痛、腹泻为主,水样便,部分为血水样便。

食品药品监督管理人员经过详细的调查询问,初步认定8月5日的午餐是本次食物中毒的致病餐次。进一步调查发现,发病者多数为男同学,女同学很少发病,原因是女同学发现凉拌海带有异味,大多都不愿吃该菜,而男同学则不在乎,而且,老板最后还专门为每个餐桌免费送了一份凉拌海带。调查还发现,食用者均发病,而未食用者无一发病。

临床症状调查:80%的病人潜伏期为6~10 h,85%的病人主要临床症状为上腹阵发性绞痛,随后腹泻,每天5~10次,多为水样便,仅少数为洗肉水样便,个别有黏液或黏血便,但无里急后重。多数病人有恶心、呕吐、体温稍高。

问题讨论:

1. 根据以上情况,你是否怀疑病人是食物中毒? 为什么?

2. 你认为最可能的引起中毒餐次是哪一餐? 为什么?

3. 你认为中毒食品可能是什么? 中毒食品有哪些特点?

4. 你认为可能是哪种类型的食物中毒? 为什么?

5. 为明确诊断,应进一步做哪些工作?

6. 通过本案例,你认为食物中毒的调查处理主要应包括哪几个步骤?

【操作流程】

1. 教师对案例分析资料进行必要说明并提出教学要求。

2. 学生个人熟悉资料并复习食物中毒相关理论知识。

3. 以小组为单位围绕问题展开讨论并完成分析评价报告的撰写。

4. 教师总结。

【注意事项】

1. 小组讨论的地点由各实验组长决定,既可在教室也可到别处进行。

2. 分析评价报告的格式和字数均不做统一要求,由各小组自行决定。

3. 各小组必须按照老师要求的时间完成分析评价报告的撰写和提交。

附:《食物中毒诊断标准及技术处理总则》(GB 14938—1994)

1. 主题内容与适用范围　本标准规定了食物中毒诊断标准及技术处理总则;本标准适用于食物中毒。

2. 引用标准　GB 4789 食品卫生检验方法(微生物学部分);GB 5009 食品卫生检验方法(理化部分)。

3. 术语

(1)食物中毒　指摄入了含有生物性、化学性有毒有害物质的食品或者把有毒有害物质当作食品摄入后出现的非传染性(不属于传染病)的急性、亚急性疾病。

(2)中毒食品　含有有毒、有害物质并引起食物中毒的食品。

1)细菌性中毒食品:指含有细菌或细菌毒素的食品。

2)真菌性中毒食品:指被真菌及其毒素污染的食品。

3)动物性中毒食品,主要有2种:将天然含有有毒成分的动物或动物的某一部分当作食品;在一定条件下,产生了大量的有毒成分的可食的动物性食品(如鲐鱼等)。

4)植物性中毒食品,主要有3种:将天然含有有毒成分的植物或其加工制品当作食品(如桐油、大麻油等);将加工过程中未能破坏或除去有毒成分的植物当作食品(如木薯、苦杏仁等);在一定条件下,产生了大量的有毒成分的可食的植物性食品(如发芽马铃薯等)。

5)化学性中毒食品,主要有4种:被有毒、有害的化学物质污染的食品;被误为食品、食品添加剂、营养强化剂的有毒、有害的化学物质;添加非食品级的或伪造的或禁止使用的食品添加剂、营养强化剂的食品,以及超量使用食品添加剂的食品;营养素发生化学变化的食品(如油脂酸败)。

4. 诊断标准总则

(1)食物中毒诊断标准总则　食物中毒诊断标准主要以流行病学调查资料及病人的潜伏期和中毒的特有表现为依据。实验室诊断是为了确定中毒的病因而进行的。

1)中毒病人在相近的时间内均食用过某种共同的中毒食品,未食用者不中毒。停止食用中毒食品后,发病很快停止。

2)潜伏期较短,发病急剧,病程亦较短。

3)所有中毒病人的临床表现基本相似。

4)一般无人与人之间的直接传染。

5)食物中毒的确定应尽可能有实验室诊断资料。但由于采样不及时或已用药或其他技术、学术上的原因而未能取得实验室诊断资料时,可判定为原因不明的食物中毒,必要时可由3名副主任医师以上的食品卫生专家进行评定。

(2)细菌性和真菌性食物中毒诊断标准总则　食入含有细菌性或真菌性中毒食品引起的食物中毒,即为细菌性食物中毒或真菌性物中毒,其诊断标准总则主要依据包括:

1)流行病学调查资料。

2)病人的潜伏期和特有的中毒表现。

3)实验室诊断资料,对中毒食品或与中毒食品有关的物品或病人的标本进行检验的资料。

(3)动物性或植物性食物中毒诊断标准总则　食入动物性或植物性中毒食品引起的食物中毒,即为动物性或植物性食物中毒。其诊断标准总则主要依据包括:

1)流行病学调查资料。

2)病人的潜伏期和特有的中毒表现。

3)形态学鉴定资料。

4)必要时应有实验室诊断资料,对中毒食品进行检验的资料。

5)有条件时,可有简易动物毒性试验或急性毒性试验资料。

(4)化学性食物中毒诊断标准总则　食入化学性中毒食品引起的食物中毒,即为化学性食物中毒,其诊断标准总则主要依据包括:

1)流行病学调查资料。

2)病人的潜伏期和特有的中毒表现。

3)如需要时,可有病人的临床检验或辅助、特殊检查的资料。

4)实验室诊断资料,对中毒食品或与中毒食品有关的物品或病人的标本进行检验的资料。

(5)致病物质不明的食物中毒诊断标准总则　食入可疑中毒食品后引起的食物中毒,由于取不到样品或取到的样品已经无法查出致病物质或者在学术上中毒物质尚不明确的食物中毒,其诊断标准总则主要依据包括:

1)流行病学调查资料。

2)病人的潜伏期和特有的中毒表现。

注:必要时由3名副主任医师以上的食品卫生专家进行评定。

(6)食物中毒患者的诊断　由食品卫生医师(含食品卫生医师)诊断确定。

(7)食物中毒事件的确定　由食品卫生监督检验机构根据食物中毒诊断标准及技术处理总则确定。

5.技术处理总则

(1)对病人采取紧急处理　及时报告当地食品卫生监督检验所。

1)停止食用中毒食品。

2)采取病人标本,以备送检。

3)对病人的急救治疗主要包括:急救,催吐、洗胃、清肠;对症治疗;特殊治疗。

(2)对中毒食品控制处理

1)保护现场,封存中毒食品或疑似中毒食品。

2)追回已售出的中毒食品或疑似中毒食品。

3)对中毒食品进行无害化处理或销毁。

(3)对中毒场所采取的消毒处理　根据不同的中毒食品,对中毒场所采取相应的消毒处理。

实验九　鲜奶的卫生检验

【实验意义】　奶类是一种成分齐全、组成比例适宜、易消化吸收、营养价值高的天然食物。目前我国奶与奶制品的生产、加工、销售各环节还存在一定的卫生问题,尤其是掺假问题,严重影响奶产品的质量,因此,加强牛奶及奶制品的卫生检验对改善奶制品质量、增加人均奶类消费量具有重要意义。

【实验目的】

1.掌握鲜奶各项卫生学检验的实际意义,依据国家标准监测方法及国家卫生标准的规定进行监测与评价。

2.了解我国食品卫生标准及某些特殊意义的鲜奶卫生检验基本项目、方法、内容及判定标准。

【实验内容】 鲜奶的检验通常包括感官检验和理化检验。我国指定的《鲜乳卫生标准》（GB 19301—2003）规定了检验各种乳及乳制品品质的理化指标及分析方法。常用的理化检验主要包括比重、脂肪含量和酸度的测定。

（一）感官检查

感官检查是鲜奶卫生检验首先进行的指标，也是日常生活中人们判定牛奶能否食用的最常用方法。

1. 牛乳的正常感官 新鲜全脂牛乳呈不透明的白色或略带黄色，脱脂乳和掺水乳呈清白色，乳清呈半透明的黄绿色。白色：是由于酪蛋白酸钙及磷酸钙复合物的微粒子和微细的脂肪球对光线的不规则反射和折射所产生。淡黄色：来源于饲料中的胡萝卜、叶黄素和核黄素。鲜乳具有乳香味，微甜。乳香味来自挥发性脂肪酸（醋酸、甲酸较多），加热香味变浓，冷却后减弱，长时间加热则失去香味。甜味来自乳糖。

2. 检查步骤

（1）采样 根据检验目的可直接采取瓶装成品鲜奶；也可从牛舍的奶桶中采样，这时应注意先将牛奶混匀，采样器应事先消毒。一般采样量在 200 ~ 250 mL。

（2）检查 将鲜奶样品摇匀后，倒入一小烧杯中（约 30 mL），仔细观察其外观、色泽（是否带有白色、绿色或明显的黄色）、组织状态（如是否有絮状物或凝块），嗅其气味，经煮后尝其味道。

（3）评价标准 依据中华人民共和国国家标准《鲜乳卫生标准》，鲜奶应在感官检查中符合以下标准（表2-2-2）。

表2-2-2 鲜奶的感官指标

项目	指标
色泽	呈乳白色或微黄色
滋味、气味	微甜，具有乳固有的香味，无异味
组织状态	呈均匀一致形态液体，无凝块、无沉淀、无肉眼可见异物

（二）比重的测定

1. 原理 牛奶的比重有两种表示方法：①D_4^{20} 指 20 ℃牛奶重量与同体积 4 ℃的纯水的重量之比。②D_{15}^{15}指15 ℃牛奶重量与同温度、同体积的纯水重量之比。D_4^{20} 比 D_{15}^{15}数值小 0.002，故两者可用此数换算，D_4^{20} 既是比重，又是密度，更有意义，目前使用较多。

2. 仪器

（1）乳比重计（乳稠计）：20 ℃/4 ℃ 或 15 ℃/15 ℃。

（2）量筒（100 ~ 250 mL）。

（3）温度计（100 ℃）。

3. 实验步骤 混匀并调节温度至 10 ~ 20 ℃的乳样，小心地沿壁倒入量筒内，加到量筒容积的 3/4（注意应尽量不产生泡沫）。先以温度计测乳温，然后将清洁的乳比重计轻轻放入乳中，任其自由漂浮，但比重计不能与筒壁接触。待比重计静止 2 ~ 3 min 后，读取比重计读数，以新月形表面的顶点为准。

4. 结果计算 根据乳比重计的读数和乳样温度，直接查乳温度换算表（表2-2-3，表2-2-4），将乳比重计换算成 20 ℃时的读数，再按下式计算：

$$D_4^{20} = 1 + X_1/1\,000$$

式中:D_4^{20} 为样品的比重;X_1 为乳比重计读数。

注意事项:鲜乳比重一般在 1.028 ~ 1.034,掺水后比重降低;脱脂或加入无脂干物质(如淀粉)后比重可升高。如果牛奶经脱脂后再加水,则比重可能无变化。这就是牛奶的"双掺假"。因此,单纯根据鲜乳比重并不能全面、准确地判定其卫生质量。

表 2-2-3 乳比重计读数变为温度 20 ℃时的读数换算

乳比重计数	鲜乳温度															
	10	11	12	13	14	15	16	17	18	19	20	21	22	23	24	25
25	23.3	23.5	23.6	23.7	23.9	24.0	24.2	24.4	24.6	24.8	25.0	25.2	25.4	25.5	25.8	26.0
26	24.2	24.4	24.5	24.7	24.9	25.0	25.2	25.4	25.6	25.8	26.0	26.2	26.4	26.6	26.8	27.0
27	25.1	25.3	25.4	25.6	25.7	25.9	26.1	26.3	26.5	26.8	27.0	27.2	27.5	27.7	27.9	28.1
28	26.0	26.1	26.3	26.5	26.6	26.8	27.0	27.3	27.5	27.6	28.0	28.2	28.5	28.7	29.0	29.2
29	26.9	27.1	27.3	27.5	27.6	27.8	28.0	28.3	28.5	28.8	29.0	29.2	29.5	29.7	30.0	30.2
30	27.9	28.1	28.3	28.5	28.6	28.8	29.0	29.3	29.5	29.8	30.0	30.2	30.5	30.7	31.0	31.2
31	28.8	29.0	29.2	29.4	29.6	29.8	30.0	30.3	30.5	30.8	31.0	31.2	31.5	31.7	32.0	32.2
32	29.8	30.0	30.2	30.4	30.6	30.7	31.0	31.2	31.5	31.8	32.0	32.3	32.5	32.8	33.0	33.3
33	30.7	30.8	31.1	31.3	31.5	31.7	32.0	32.2	32.5	32.8	33.0	33.3	33.5	33.8	34.1	34.3
34	31.7	31.9	32.1	32.3	32.5	32.7	33.0	33.2	33.5	33.8	34.0	34.3	34.4	34.8	35.1	35.3
35	32.6	32.8	33.1	33.3	33.5	33.7	34.0	34.2	34.5	34.8	35.0	35.3	35.5	35.8	36.1	36.3
36	33.5	33.8	34.0	34.3	34.5	34.7	34.9	35.2	35.6	35.7	36.0	36.2	36.5	36.7	37.0	37.3

表 2-2-4 乳比重计读数变为温度 15 ℃时的读数换算表

乳比重计数	鲜乳温度														
	8	9	10	11	12	13	14	15	16	17	18	19	20	21	22
15	14.2	14.3	14.4	14.5	14.6	14.7	14.8	15.0	15.1	15.2	15.4	15.6	15.8	16.0	16.2
16	15.2	15.3	15.4	15.5	15.6	15.7	15.8	16.0	16.1	16.3	16.5	16.7	16.9	17.1	17.3
17	16.2	16.3	16.4	16.5	16.6	16.7	16.8	17.0	17.1	17.3	17.5	17.7	17.9	18.1	18.3
18	17.2	17.3	17.4	17.5	17.6	17.7	17.8	18.0	18.1	18.3	18.5	18.7	18.9	19.1	19.5
19	18.2	18.3	18.4	18.5	18.6	18.7	18.8	19.0	19.1	19.3	19.5	19.7	19.9	20.1	20.3
20	19.1	19.2	19.3	19.4	19.5	19.6	19.8	20.0	20.1	20.3	20.5	20.7	20.9	21.2	21.3
21	20.1	20.2	20.3	20.4	20.5	20.6	20.8	21.0	21.2	21.4	21.6	21.8	22.0	22.2	22.4
22	21.1	21.2	21.3	21.4	21.5	21.6	21.8	22.0	22.2	22.4	22.6	22.8	23.0	23.2	23.4
23	22.1	22.2	22.3	22.4	22.5	22.6	22.8	23.0	23.2	23.4	23.6	23.8	24.0	24.2	24.4
24	23.1	23.2	23.3	23.4	23.5	23.6	23.8	24.0	24.2	24.4	24.6	24.8	25.0	25.2	25.5
25	24.0	24.1	24.2	24.3	24.5	24.6	24.8	25.0	25.2	25.4	25.6	25.8	26.0	26.2	26.4
26	25.0	25.1	25.2	25.3	25.5	25.6	25.8	26.0	26.2	26.4	26.6	26.9	27.1	27.3	27.5

续表 2-2-4

乳比重计数	鲜乳温度														
	8	9	10	11	12	13	14	15	16	17	18	19	20	21	22
27	26.0	26.1	26.2	26.3	26.4	26.6	26.8	27.0	27.2	27.4	27.6	27.9	28.1	28.4	28.6
28	26.9	27.0	27.1	27.2	27.4	27.6	27.8	28.0	28.2	28.4	28.6	28.9	29.2	29.4	29.6
29	27.8	27.9	28.1	28.2	28.4	28.6	28.8	29.0	29.2	29.4	29.6	29.9	30.2	30.4	30.6
30	28.7	28.8	28.9	29.2	29.4	29.6	29.8	30.0	30.2	30.4	30.6	30.9	31.2	31.4	31.6
31	29.7	29.8	30.0	30.2	30.4	30.6	30.8	31.0	31.2	31.4	31.6	31.6	32.0	32.2	32.7
32	30.6	30.8	31.0	31.2	31.4	31.6	31.8	32.0	32.2	32.4	32.7	33.0	33.3	33.6	33.8
33	31.6	31.8	32.0	32.2	32.4	32.6	32.8	33.0	33.2	33.4	33.7	34.0	34.3	34.7	34.8
34	32.5	32.8	32.9	33.1	33.5	33.7	33.8	34.0	34.2	34.4	34.7	35.0	35.3	35.6	35.9
35	33.6	33.7	33.8	34.0	34.2	34.4	34.8	35.0	35.2	35.4	35.7	36.0	36.3	36.6	36.9

（三）脂肪的测定

1. 原理　乳中脂肪以乳胶形式存在。测定时加入一定比重的浓硫酸可破坏乳胶体性质,反应式如下:

$$NH_2R(COO)_6Ca_3 + 3H_2SO_4 \longrightarrow NH_2R(COOH)_6 + 3CaSO_4$$

酪蛋白钙盐　　　　　　　　　酪蛋白

$$NH_2R(COOH)_6 + H_2SO_4 \longrightarrow H_2SO_4 \cdot NH_2R(COOH)_6$$

重硫酸酪蛋白

一般牛乳脂肪含量应不低于 3.0%。

2. 仪器

（1）Gerber 氏乳脂计。

（2）Gerber 氏乳脂离心机(800 ~ 1 000 r/min)。

（3）乳吸管(11 mL)。

（4）水浴箱。

3. 试剂

（1）浓硫酸(比重 1.820 ~ 1.825)。

（2）戊醇或异戊醇。

4. 实验步骤　量取浓硫酸 10 mL 注入乳脂计内,注意颈口勿沾上硫酸。准确吸取 11 mL 牛乳样品,加入乳脂计内(注意先不要将样品与硫酸混合)。再加入异戊醇 1 mL,塞紧橡皮塞,充分振摇,使牛乳凝块完全溶解,直至呈均匀的棕色。将乳脂计口朝下静置 10 min,再将其放入 65 ~ 70 ℃ 水浴中保温 5 min (注意水浴液面应高于乳脂计脂肪层)。以 1 000 r/min 离心 5 min。取出立即读数,所得数值即为脂肪的百分数。

5. 注意事项

（1）浓硫酸比重必须在 1.820 ~ 1.825,硫酸的比重过高将使乳中有机物(包括脂肪)全部炭化。

（2）试剂应按规定的顺序加入,即先加硫酸,后加乳,最后加异戊醇。如果先加乳,后加硫酸,因硫酸比重大,很快下沉,与乳混合立即产生高热导致不易塞紧橡皮塞。

(3)脂肪读数应在 65～70 ℃下进行,读数后迅速倒掉乳脂计内容物,否则脂肪凝固而难以清洗。

(四)酸度的测定

1. 原理　鲜奶酸度测定是检验牛乳新鲜度的一项重要指标。酸奶酸度是指中和 100 mL 牛乳中的酸所消耗 0.1 mol/L 氢氧化钠的毫升(mL)数,以 °T 表示。正常鲜奶的酸度为 16～18 °T,当牛奶不新鲜时,细菌分解其中乳酸,牛乳酸度升高。

2. 仪器

(1)250 mL 或 150 mL 锥形瓶。

(2)10 mL 或 25 mL 容量吸管。

(3)25 mL 或 50 mL 碱性滴定管。

3. 试剂

(1)0.1 mol/L 氢氧化钠。

(2)1% 酚酞指示剂。

4. 实验步骤　精确吸取均质乳样 10 mL(或 25 mL)于锥形瓶中,取 2 倍体积(即 20 mL 或 50 mL)的中性蒸馏水(事先经加热煮沸去除 CO_2)进行稀释,再向锥形瓶中加入酚酞指示剂 3～5 滴,混匀。用 0.1 mol/L 氢氧化钠标准滴定液滴定至出现微红色,且在 1 min 内不消失为止,记录此时消耗 0.1 mol/L 氢氧化钠毫升数。结果计算:

$$酸度(°T) = 消耗 0.1\ mol/L\ 氢氧化钠体积(mL) / 样品体积(mL) \times 100$$

5. 注意事项　滴定终点判定标准颜色的制备方法:取滴定酸度的同批和同样数量的样品如牛奶 10 mL,置于 250 mL 锥形瓶中,加入 20 mL 经煮沸冷凝后的蒸馏水,再加入 3 滴 0.005% 碱性品红溶液,摇匀后作为该样品滴定酸度终点判定的标准颜色。

【操作流程】

1. 以小组为单位围绕问题展开讨论并完成分析评价报告的撰写。

2. 教师总结。

【注意事项】

1. 分析评价报告的格式和字数均不做统一要求,由各小组自行决定。

2. 各小组必须按照老师要求的时间完成分析评价报告的撰写和提交。

第三章 劳动卫生与职业病

实验一 噪声测定

【实验意义】 随着城市人口的增长,城市建设、交通工具、现代化工业的发展,各种机器设备和交通工具数量急剧增加,以工业和交通噪声为主的噪声污染日趋严重,甚至形成了公害,它严重破坏了人们生活的安宁,危害人们的身心健康,影响人们的正常工作与生活。环境噪声的测量是环境质量监测的重要环节,是治理噪声污染的基础性工作。

【实验目的】
1. 掌握声级计的使用方法。
2. 学会用普通声级计测量噪声。

【实验内容】 区域环境噪声监测。

【实验方法】

1. 原理 声压由传声器膜片接收后,将声压信号转换成电信号,经前置放大器做阻抗变换后送到第一级衰减器,出于表头指针范围只有 20 dB,而声音变化范围可高达 140 dB,必须用衰减器来衰减较强的信号。再由输入放大器进行定量放大,放大后的信号由计权网络进行计权,它的设计是模拟人耳对不同频率有不同敏感性的听觉响应。输出的信号出第二级衰减器衰减到定额值,随即送到后级放大器放大,经 RMS 检波器(均方根检波电路)后,送出有效电压,由电表显示所测量的声压级分贝值。

2. 器材 声级计。

3. 操作

(1)将某一地区划分成等距离的网络,测量点选在每个网格的中心,若中心点的位置不宜测量,可移到旁边能够测量的位置。

(2)依次到各网点测量,一般测量时在昼间和夜间规定的测量时间内,每次每个测点测量 10 min 的等效连续 A 声级,将全部网格中心测点测得的 10 min 的等效连续 A 声级做算术平均,所得到的平均值代表某一区域的噪声水平。

(3)读数方式用慢档,每隔 5 s 读一个瞬时 A 声级,连续读取 200 个数据。读数的同时要判断和记录附近主要噪声来源(如交通噪声、施工噪声、工厂或车间噪声、锅炉噪声……)和天气条件。

4. 计算 环境噪声是随时间而起伏的无规律噪声,因此测量结果一般用统计值或等效声级来表示,本实验用等效声级表示。

将各网点每一次的测量数据(200 个)按顺序排列找出 L_{10}、L_{50}、L_{90},求出等效声级 L_{eq},再由该网点一整天的各次 L_{eq} 值求出算数平均值,作为该网点的环境噪声评价量。

以 5 dB 为一等级,用不同颜色或阴影线(表 2-3-1)绘制某一地区噪声污染图。

表 2-3-1　不同噪声对应的颜色或阴影线

噪声带(dB)	颜色	阴影线
≤35	浅绿色	小点,低密度
36～40	绿色	中点,中密度
41～45	深绿色	大点,高密度
46～50	黄色	垂直线,低密度
51～55	褐色	垂直线,中密度
56～60	橙色	垂直线,高密度
61～65	朱红色	交叉线,低密度
66～70	洋红色	交叉线,中密度
71～75	紫红色	交叉线,高密度
76～80	蓝色	宽条垂直线
81～85	深蓝色	全黑

5. 注意事项

(1)天气条件要求在无雨、无雪的时间,声级计应保持传声器膜片清洁,风力在三级以上必须加风罩(以避免风噪声干扰),五级以上大风应停止测量。

(2)使用仪器为普通声级计,事先仔细阅读使用说明书。

(3)手持仪器测量,传声器要求距离地面 1.2 m。

(4)目前大多数声级计具有数据自动整理功能,作为练习,希望能记录数据后进行手工计算。

实验二　空气中一氧化碳测定

【实验意义】　大气中一氧化碳主要是含碳物质在空气不足时的燃烧产物。工厂加热炉、电站、民用锅炉、炉灶、内燃机、汽车废气等是一氧化碳的主要污染源。目前,世界各地均把一氧化碳作为大气污染物的主要检测对象之一。检测方法有五氧化二碘氧化法、还原氧化汞法、硫酸钯-钼酸铵检气管法、红外气体分析法、气相色谱法等。本实验采用非色散红外吸收法测定一氧化碳空气中的含量。

【实验目的】　掌握非色散红外吸收法的原理和测定一氧化碳的技术。

【实验内容】

1. 空气采样。

2. 空气中一氧化碳含量的测定。

【实验方法】

1. 原理　一氧化碳对以 4.5 μm 为中心波段的红外辐射可以选择性吸收,在一定的浓度范围内,其吸

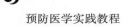

光度与一氧化碳浓度呈线性关系,故根据气样的吸光度可确定一氧化碳的浓度。

水蒸气、悬浮颗粒物干扰一氧化碳的测定。测定时,气样需经硅胶、无水氯化钙过滤管除去水蒸气,经玻璃纤维滤膜除去悬浮颗粒物。

2. 器材

(1)非色散红外一氧化碳分析仪。

(2)记录仪:0～10 mV。

(3)聚乙烯塑料采气袋、铝箔采气袋或衬铝塑料采气袋。

(4)弹簧夹。

(5)双联球。

3. 试剂

(1)高纯氮气:99.99%。

(2)变色硅胶。

(3)无水氯化钙。

(4)霍加拉特管。

(5)一氧化碳标准气。

4. 操作

(1)采样 用双联球将现场空气抽入采气袋内,洗3～4次,采气500 mL,夹紧进气口。

(2)测定

启动和调零:开启电源开关,稳定1～2 h,将高纯氮气连接在仪器进气口,通入氮气校准仪器零点。也可以用经霍加拉特管(加热至90～100 ℃)净化后的空气调零。

校准仪器:将一氧化碳标准气连接在仪器进气口,使仪表指针指示满刻度的95%。重复2～3次。

样品测定:将采气袋连接在仪器进气口,则样气被抽入仪器中,由指示表直接指示出一氧化碳的浓度(10^{-6})。

5. 计算

$$CO(mg/m^3) = 1.25c$$

式中:c 为实测空气中一氧化碳浓度($\times 10^{-6}$);1.25 为一氧化碳浓度从 10^{-6} 换算为标准状态下质量浓度(mg/m^3)的换算系数。

6. 注意事项

(1)仪器启动后,必须预热,稳定一定时间再进行测定。仪器具体操作按仪器说明书规定进行。

(2)空气样品应经硅胶干燥、玻璃纤维滤膜过滤后再进入仪器,以消除水蒸气和悬浮颗粒物的干扰。

(3)仪器接上记录仪,将空气连续抽入仪器,可连续监测空气中一氧化碳浓度的变化。

实验三　职业中毒案例分析

【实验意义】 职业安全健康问题关系到广大劳动者的基本权利和利益,近年来,我国职业病发病总数始终居高不下;在各种职业病中,职业中毒始终占有相当高的比例;在职业中毒中,慢性职业中毒所占比例高于急性职业中毒,约为急性职业中毒的2倍。要有效地防治职业中毒,除了技术措施以外,相关法律法规的完善、政府的有效监管、企业职业卫生管理体系的建立及劳动者自身的防护意识都十分重要。

【实验目的】

1.掌握职业病的诊断及处理原则。

2.掌握职业中毒案例的分析方法。

3.熟悉工作场所职业病危害调查与评价的方法。

【实验内容】 根据对职业中毒案例的分析,了解职业病的诊断及处理原则,工作场所职业病危害调查与评价的方法及掌握职业中毒案例的分析方法。

1.职业病的诊断及处理原则

原则:职业病必须由法定诊断机构集体诊断,必须根据职业病诊断标准进行,防止漏诊、误诊、冒诊。

依据:①详细可靠的职业史;②职业病危害接触史和现场危害调查与评价;③临床表现;④辅助检查结果;⑤排除其他。

处理原则:治疗、落实待遇。

2.工作场所职业病危害调查与评价的方法 收集当前生产工艺过程/劳动过程/生产环境资料,尤其是可疑毒物监测资料,深入生产现场弄清患者所在岗位的生产工艺过程、可能接触的职业性有害因素、空气中毒物浓度、个体防护与个人卫生情况等,从而判断患者在该作业环境中工作是否有中毒的可能性及接触机会的大小、接触方式、接触时间、接触浓度,此为诊断的基本依据,以推测有无职业中毒可能。

3.职业中毒案例的分析方法

(1)查明职业中毒事故发生的经过、原因、人员伤亡情况和危害程度。

(2)职业中毒的诊断(中毒事故性质的认定)。

(3)责任认定。

(4)提出对事故责任人的处罚意见。

(5)提出防范事故再次发生所应采取的改进措施。

(6)形成职业病事故调查处理报告。

【操作流程】

1.教师对案例分析资料进行必要说明并提出教学要求。

2.学生个人熟悉资料并复习职业病认定及职业中毒等的相关理论知识。

3.以小组为单位围绕问题展开讨论并完成分析评价报告的撰写。

4.教师总结。

【注意事项】

1.小组讨论的地点由各实验组长决定,既可在教室也可到别处进行。

2.分析评价报告的格式和字数均不做统一要求,由各小组自行决定。

3.各小组必须按照老师要求的时间完成分析评价报告的撰写和提交。

附:案例分析资料

案例一:患者肖某,男性,35岁,于1988年以来常感头痛、头晕、失眠、记忆力减退、全身乏力、关节酸痛、食欲缺乏,近2年来上述症状加重,并出现经常性脐周、下腹部无固定的绞痛,用手压腹部可使其缓解,于1993年入院。体检示神志清楚,一般情况尚可,体温37.2 ℃,脉搏72次/min,呼吸20次/min,血压120/70 mmHg,心肺(−),肝、脾不大,腹软,脐周有轻微压痛,无反跳痛,四肢痛触觉未见异常,未引出病理反射,血、尿常规正常;肝功能、心电图正常。胸部X射线照片未见异常改变。

问题讨论1:

1.上述资料中,你认为该病人的病史中还应补充什么内容?

职业中毒的诊断依据:①详细可靠的职业史;②职业病危害接触史和现场危害调查与评价;③临床表

现;④辅助检查结果;⑤排除其他。所以该病人的病史中还应补充详细可靠的职业史、接触史。

2.当你遇到腹绞痛患者时,应考虑哪些病症?

腹绞痛主要由腹部管状器官的肌肉痉挛或梗阻引起,如肠管、胆管及输尿管等痉挛或梗阻。常见疾病有急性腹膜炎、急性阑尾炎、胰腺炎、胆囊炎、盆腔炎、急性胃炎、肝硬化、肠梗阻、胆道或输尿管梗阻、胆石症、胆道蛔虫病、肾绞痛、胃肠痉挛、肠扭转、肠套叠或肠系膜血管栓塞。

3.引起腹绞痛常见的毒物是什么?哪些工种的工人可接触该毒物?

可引起腹绞痛的物质:铅,有机磷毒物,毒蘑菇,毒扁豆碱,斑蝥,乌头碱,巴豆,砷,汞,磷化合物,腐蚀性毒物等。常见致职业中毒的有铅:铅矿开采及冶炼、熔铅作业均可接触铅烟、铅尘或铅蒸汽;铅氧化物常用于蓄电池、玻璃、搪瓷、铅丹、铅白、油漆、颜料、釉料、防锈剂的制造和生产中。

案例一续:进一步追问患者的职业史,发现该患者于1985年起从事印刷厂的浇板工作,即将一大锅熔铅锅触熔的铅水浇进字模当中,当浇板时有大量的铅蒸汽逸散到空气中。工人每天工作8 h,疑为慢性铅中毒。

问题讨论2:

4.慢性铅中毒的临床表现有哪些?

(1)神经系统 主要表现为类神经症、外周神经炎,严重者出现中毒性脑病。

(2)消化系统 主要表现为食欲缺乏、恶心、隐性腹痛、腹胀、腹泻或便秘。严重者可出现腹绞痛(也称铅绞痛)。

(3)血液及造血系统 可有轻度贫血,多呈低色素正常细胞型贫血;点彩红细胞、网织红细胞、碱性粒细胞增多等。

(4)其他 铅线(PbS,蓝黑色);部分患者可出现肾损害;女工人可引起月经失调、流产等。

5.要证实患者是铅中毒,还应做什么临床检查?

生化检查:血铅、尿铅。

6.对患者的工作场所应进行哪些职业病危害调查?

收集当前生产工艺过程/劳动过程/生产环境资料,尤其是可疑毒物监测资料,深入生产现场弄清患者所在岗位的生产工艺过程、可能接触的职业性有害因素、空气中毒物浓度、个体防护与个人卫生情况等,从而判断患者在该作业环境中工作是否有中毒的可能性及接触机会的大小、接触方式、接触时间、接触浓度,此为诊断的基本依据,以推测有无职业中毒可能。

案例一续:对患者工作场所进行调查,发现空气中铅盐浓度为 $0.3 \sim 0.8$ mg/m^3,根据患者的职业接触史和临床表现,随即转至职业病院进行诊治。入院时检查示尿铅 12.5 μmol/L,尿 ALA 80.5 μmol/L,血红细胞游离原卟啉 3.5 μmol/L,诊断为慢性铅中毒。

问题讨论3:

7.常用的慢性铅中毒的解毒剂是什么?其作用机制是什么?用药时应注意哪些事项?

依地酸二钠钙,与铅形成稳定的络合物而排出,用药时须注意"过络合综合征",用完一疗程后间隔3~4 d重复用药,根据驱铅疗效决定疗程,监测钙、锌等金属的浓度。

8.除驱铅治疗外,还应给予哪些辅助治疗?

对症治疗:铅绞痛应静脉注射葡萄糖酸钙或皮下注射阿托品。

一般治疗:适当休息,合理营养,补充维生素。

9.出院后应注意哪些事项?

铅吸收患者:经驱铅治疗可继续原工作,3~6个月复查一次。

轻度中毒者:经驱铅治疗可恢复工作,一般不必调离铅作业。

中度中毒者:经驱铅治疗原则上应该调离铅作业。

重度中毒者:经驱铅治疗必须调离,并给予治疗和休息。

案例一续: 职业病院组织了一个调查组到该印刷厂浇板车间进行调查,发现工人浇板时有一股蓝灰色的烟,熔铅锅上方有一个排毒罩,但经常不开。防护服、口罩、手套等防护用品很少用,调查同车间其他工人,大多数反映有头痛、头昏、记忆力减退、四肢无力、肌肉酸痛等症状,少数人有腹痛。组织该车间工人体检,发现9人中有6人的尿铅、尿ALA高于正常值,其中4人有肢端麻木,1人有中毒性周围神经病。

问题讨论4:

10. 该工作场所存在哪些问题? 怎样改进?

生产工艺落后:人工浇板,没有用机械代替。

通风排毒不好:排毒罩经常不开。

个人防护不好,管理不当:防护服、口罩、手套等防护用品很少用。

改革生产工艺,生产机械化、自动化、密闭化;通风排毒除尘;加强管理与个人防护;加强宣传教育,提高工人自我保护意识;定期组织工人进行健康体检,建立职业卫生健康档案。

11. 试述职业病的三级预防范畴,职业病院组织工人体检属于哪一级预防?

一级预防即病因预防,从根本上杜绝危害因素对人的作用,即改进生产工艺和生产设备,合理利用防护设施和个人防护用品,以减少工人接触的机会和程度;二级预防即发病预防,早期检测人体受到职业危害因素所致的疾病;三级预防是在得病以后的合理康复处理。职业病院组织工人体检属于二级预防。

案例二: 患者张某,女性,36岁,某皮鞋厂仓库保管员。因头痛、头昏、乏力、失眠、多梦、记忆力减退、月经过多、牙龈出血而入院。入院检查示神志清楚,呈贫血面容,皮肤黏膜无瘀点,体温37 ℃,呼吸21 次/min,血压110/65 mmHg,心肺(−),腹部平软,肝在肋下1.5 cm;血常规检查示白细胞2.5×10^9/L,中性粒细胞1.3×10^9/L,血小板50×10^9/L,红细胞3×10^{12}/L,血红蛋白60 g/L;尿常规检查(−);肝功能检查正常,骨髓检查诊断为再生障碍性贫血。

问题讨论1:

1. 引起再生障碍性贫血的常见毒物是什么? 其接触机会有哪些?

引起再生障碍性贫血的有苯及其同系物,如苯、三硝基苯,主要为苯。

苯的接触机会:①作为有机化学合成中常用的原料,86%的苯用于制造有机物,如制造苯乙烯、苯酚、药物、农药、合成橡胶、塑料、洗涤剂、染料、炸药等;②作为溶剂、萃取剂和稀释剂,用于生药的浸渍、提取、重结晶,以及油墨、树脂、人造革、黏胶和油漆等制造;③苯的制造,如焦炉气、煤焦油的分馏、石油的裂化重整与乙炔合成苯;④用作燃料,如工业汽油中苯的含量可高达10%以上,作为普通汽油的一种成分,含量<2%。

2. 要确定其为职业性中毒,还应调查什么?

还应调查长期密切接触苯的职业史,作业环境调查(是否有苯的接触,接触机会、时间、方式),现场空气中苯浓度的测定。

案例二续: 患者自述以往身体健康,从1990年开始担任仓库保管员工作,工作一贯勤勤恳恳,每天都在仓库工作。仓库中存在苯、甲苯、汽油、醋酸乙酯等化学品。经测定,空气中苯浓度最低为120 mg/m³,最高达360 mg/m³(苯的时间加权平均容许浓度为6 mg/m³),是标准值的20～60倍,诊断为慢性苯中毒。患者的办公室设在仓库内,工作时无任何防护措施,室内无通风排毒装置。无在岗期间健康检查制度,未接受过职业卫生宣传教育。上岗前未进行健康检查。本人不知道仓库中存放的苯、甲苯、醋酸乙酯等是有毒的物质,从事此工作后出现头痛、头昏、失眠、记忆力减退、月经过多、牙龈出血才去医院就诊。

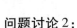

问题讨论2：

3. 试述慢性苯中毒的临床表现及毒作用机制。急、慢性苯中毒的临床表现有何不同？

慢性苯中毒的临床表现：神经系统表现为神经衰弱；造血系统表现为血液有形成分(白细胞、血小板、红细胞)减少、再生障碍性贫血、白血病；局部刺激作用表现为皮肤炎症。

毒作用机制：苯代谢产物(主要是酚类物质)被转运到骨髓或其他器官，可能表现为骨髓毒性和致白血病作用。①干扰细胞因子对骨髓造血干细胞的生长和分化的调节作用，苯代谢物以骨质基质为靶部位，降低造血正调控因子 IL-1 和 IL-2 的水平；活化骨髓成熟白细胞，产生高水平的造血负调控因子 TNF-α。②氢醌与纺锤体纤维蛋白共价结合，抑制细胞增殖。③损伤 DNA，其机制有二。一是苯的活性代谢物与 DNA 共价结合；二是代产物引发氧化性应激，对 DNA 造成氧化性损伤。通过上述两种机制诱发突变或染色体的损伤，引起再生障碍性贫血或因骨髓增生不良，最终导致急性髓性白血病。④癌基因的激活。肿瘤的发生往往并非单一癌基因的激活，通常是两种或两种以上癌基因突变的协同作用。苯致急性髓性白血病可能与 ras、c-fos、c-myc 等癌基因的激活有关。

急、慢性苯中毒的临床表现：急性苯中毒主要损伤中枢神经系统，主要表现为中枢神经系统的麻醉作用。慢性苯中毒主要损害造血系统。苯可引起各种类型的白血病，苯与急性髓性白血病密切相关。

4. 指出造成患者慢性苯中毒的原因是什么？

慢性苯中毒的根本原因是长期低浓度接触苯。第一，患者工作地点设在仓库内，空气中苯浓度最低为 120 mg/m³，最高达 360 mg/m³(苯的时间加权平均容许浓度为 6 mg/m³)，是标准值的 20～60 倍。第二，患者工作时无任何防护措施，室内无通风排毒装置。第三，无在岗期间健康检查制度，未接受过职业卫生宣传教育，上岗前未进行健康检查。第四，患者不懂得自我保护，本人不知道仓库中存放的苯、甲苯、醋酸乙酯等是有毒的物质，从事此工作后出现头痛、头昏、失眠、记忆力减退、月经过多、牙龈出血才去医院就诊。

5. 如何防止此类事件的发生？

工作场所的合理设置，办公地点迁出仓库；通风排毒；优化有毒物质的存储方式，比如密闭；加强个人防护，如戴口罩、穿防护服等；上岗前体检，在岗期间定期体检，建立健康档案；进行职业卫生宣传教育；加强职业安全、卫生监督与管理。

案例二续： 住院后经用升白细胞药、多种维生素、核苷酸类药物及泼尼松、丙酸睾酮，辅以中草药治疗，患者的病情好转，血常规已回升至正常水平，即出院，休息半个月后，又回到原工作岗位。继续从事仓库保管工作，7 个月后患者出现反复发热、口腔溃疡、月经过多、牙龈出血等，症状较以前严重而再次入院治疗。

问题讨论3：

6. 简述慢性苯中毒的治疗和处理措施。

治疗：可使用有助于造血功能恢复的药物，并给予对症治疗。

处理：一经确诊，即应调离接触苯及其他有毒物质的工作。在患病期间应按病情分别安排工作或休息。轻度中毒者一般可从事轻工作或半日工作；中度中毒者根据病情，适当安排休息；重度中毒者全休。

7. 患者为什么再次入院？其后果如何？

患者并未重视，病情好转，血常规回升至正常水平即出院，仅休息半个月后，又回到原工作岗位，继续从事仓库保管工作。病情加重：反复发热、口腔溃疡、月经过多、牙龈出血等，症状较以前严重。

第三篇

流行病学实习与统计学上机操作

第一章

流行病学

实验一　疾病频率测量实例分析

【实验意义】　流行病学通过对疾病的频率进行测量来了解疾病流行的基本特征,从而为临床诊断和治疗决策提供依据,为疾病的研究提供病因线索并指出进一步的研究方向和途径。疾病频率的测量是研究疾病分布工作的起点,是描述流行病学的主要内容,也是分析流行病学的基础。

【实验目的】

1. 掌握流行病学研究中疾病频率测量常用指标的概念。

2. 掌握流行病学研究中疾病频率测量常用指标的应用和具体计算方法。

【实验内容】　根据流行病学研究中疾病频率测量常用指标对某一疾病的资料数据进行分析,得出控制相应疾病的启示。

例1:广东省 SARS 病情

广东省是最早报告 SARS 病例的地区,自 2003 年 1 月首次报告 SARS 病例后,至 2003 年 5 月 30 日止,共报告 SARS 病例 1 511 例,其中死亡 57 例,各年龄组发病及死亡情况列于表3-1-1。

表3-1-1　2003 年 1~5 月广东省 SARS 各年龄组发病及死亡情况

年龄组(岁)	发病数	死亡数	病死率(%)
0 ~	50	1	
10 ~	98	1	
20 ~	418	3	
30 ~	350	8	

续表 3-1-1

年龄组（岁）	发病数	死亡数	病死率（%）
40 ~	225	11	
50 ~	149	10	
60 ~	111	11	
70 ~	89	12	
不详	21	0	
合计	1 511	57	

问题 1：请计算 2003 年 1 ~ 5 月广东省 SARS 的各年龄组的病死率及总病死率。

问题 2：比较各年龄组病死率并说明其意义。

例 2：口服避孕药与细菌尿发病率的研究

某人进行口服避孕药（oral contraceptive，OC）与细菌尿的队列研究，选择 5 800 名 15 ~ 50 岁无细菌尿的妇女，其中口服 OC 者 940 名，于 2008 年进行追踪观察，结果于 2009 年发现口服 OC 的妇女中发生细菌尿 52 人，未服用 OC 的妇女中，发生细菌尿 143 人。

问题：试计算服用 OC 妇女与未服用 OC 妇女 2 年间细菌尿的累计发病率。

例 3：2003 年广西壮族自治区某县级市乙脑发病率、病死率、死亡率的研究

广西壮族自治区某县级市人口 167.8 万，辖 30 个乡（镇），该市为乙脑常年发病地区。2003 年 5 ~ 7 月，该市共发生 34 例乙脑病例，死亡 4 例。同年其他月份未发现乙脑病例。

问题 1：2003 年该市乙脑发病率。

问题 2：2003 年该市乙脑病死率。

问题 3：2003 年该市乙脑死亡率。

例 4：使用雌激素与冠心病发病密度的研究

某人进行绝经后的妇女使用雌激素与冠心病危险的队列研究，随访了 32 317 名绝经后的妇女，资料见表 3-1-2。

表 3-1-2　绝经后的妇女使用雌激素与冠心病危险的队列研究

绝经后雌激素使用情况	冠心病病例数	观察人年数	发病密度
是	30	54 308.7	
否	60	51 477.5	
合计	90	105 786.2	

问题：试计算参加此项研究的人群中冠心病的发病密度是多少？

【注意事项】

1. 发病率是指一定时期内、特定人群中某病新病例出现的频率；注意发病率与发病专率的区别。

2. 患病率是指在特定时间内，一定人群中某病新旧病例数所占比例；注意患病率与发病率的区别。

3. 死亡率是指某人群在一定期间内死于所有原因的人数在该人群中所占的比例；粗死亡率反映一个人群的总死亡水平，是一个国家或地区文化、卫生水平的综合反映。

4.病死率指一定期间内,患某病的全部病人中因该病而死亡的比例;病死率受疾病严重程度和医疗水平的影响,可以衡量疾病对人生命威胁的程度。

实验二　队列研究实例分析

【实验意义】　队列研究和病例对照研究是分析流行病学的重要研究方法,广泛用于检验病因假设。队列研究是通过随访观察某因素不同暴露状况的人群中疾病等结局的发生情况来探讨该因素与观察结局的关系,以达到检验病因假设的目的。

【实验目的】
1.掌握队列研究的基本原理和研究方法。
2.熟悉队列研究资料的效应指标计算及分析方法。

【实验内容】　应用队列研究的基本原理、研究方法及相应效应指标的计算对流行病学研究的案例进行整理分析得出科学的结论,对疾病的预防进一步验证。

例1:为了解目前我国广泛应用的国产低剂量复方口服避孕药(COC)与脑卒中发病危险性的关系,于1997年7月至2000年6月在江苏太仓市和南通市如东县25个乡镇,随访并比较44 408名使用甾体激素避孕药(HC)和75 230名使用宫内节育器(IUD)妇女的脑卒中发病情况。表3-1-3是两组人群出血性卒中的发病情况。

表3-1-3　不同避孕方式妇女出血性卒中的发病情况

避孕方法	观察人年数	病例数
复方口服避孕药	129 648.63	52
宫内节育器	216 752.63	23
合计		

问题1:上述研究属于何种类型的流行病学研究?
问题2:用什么指标描述各组人群的发病危险?

例2:已有描述性研究和多项病例对照研究表明接触石棉粉尘者肝癌的发病风险明显增高。为确定石棉粉尘与肝癌死亡的关系,某学者于1977年1月以某市石棉厂接触石棉粉尘1年以上工人4 035人、不接触石棉粉尘的该市食品加工厂工人6 456人为调查对象,以肝癌死亡为观察指标,开展了为期30年的随访研究;调查内容包括姓名、性别、出生年月日、职业史、既往史、工种、工龄、死亡原因、死亡年月等;调查开始后,每年走访调查对象,及时填写变更情况,还通过该市疾病预防控制中心获取该市居民肝癌死亡率数据。收集的主要数据如下,在30年随访研究中,随访资料完整的石棉厂工人、食品加工厂工人分别为3 992人、6 334人,失访率分别为1.07%、1.89%;石棉厂工人、食品加工厂工人的观察人数、肝癌死亡数见表3-1-4～表3-1-6;该市居民1977—2006年肝癌累计死亡率为67.6/10万;2006年,石棉厂工人中50～60岁年龄组死亡总数为7人,其中肝癌死亡2人,该市50～60岁年龄组居民肝癌死亡占全部死亡数的比例为5.23%。

表3-1-4　不同调查对象观察人数与肝癌死亡数

调查对象	观察人数		肝癌死亡人数	
	女	男	女	男
石棉厂工人	1 866	2 126	6	8
食品加工厂工人	4 705	1 629	3	1

表3-1-5　石棉厂接触石棉粉尘不同时间的工人数与肝癌死亡数

接触石棉粉尘时间（年）	观察人数	肝癌死亡人数
1 ~	1 007	1
5 ~	885	1
10 ~	703	1
15 ~	572	4
20 ~	504	4
25 ~ 30	321	3

表3-1-6　不同年龄组中石棉粉尘暴露与肝癌死亡的联系

年龄≤50岁				年龄>50岁			
暴露石棉	肝癌死亡数	非肝癌死亡数	合计	暴露石棉	肝癌死亡数	非肝癌死亡数	合计
有	2	1 046	1 048	有	12	2 932	2 944
无	1	3 078	3 079	无	3	3 252	3 255
合计	3	4 124	4 127	合计	15	6 184	6 199

问题1：采用何种流行病学研究方法可以确定接触石棉粉尘与工人肝癌死亡是否存在因果关系？

问题2：在什么样的人群现场中开展研究工作可以提高研究效率？

问题3：如何选择研究对象？如何分组？

问题4：在研究中主要收集哪些资料？

问题5：以何指标分析接触石棉粉尘与工人肝癌死亡是否存在关联？该研究可以得出什么结论？

例3：Framingham 研究提供了该地区 35 ~ 44 岁男性人群中几种冠心病危险因素的相对危险度（RR）与人群暴露比例（P_e）的资料，完成表3-1-7 中的数据填写并回答问题。

表3-1-7　35 ~ 44 岁男性人群中几种冠心病危险因素的 RR 和 $PAR\%$

危险因素	RR	Pe	$PAR\%$
收缩压≥180 mmHg	2.8	0.02	
X 射线检查示心脏扩大	2.1	0.10	
吸烟	1.9	0.72	

问题1:*PAR%* 和 *AR%* 有何区别?它们的意义有何不同?

问题2:相对危险度(*RR*)、人群暴露比例(*P_e*)和人群归因危险度百分比(*PAR%*)之间有什么关系?这种关系对于决策部门制定公共卫生政策有什么指导意义?

$$PAR\% = \frac{P_e(RR-1)}{P_e(RR-1)+1} \times 100\%$$

【注意事项】

1. 队列研究可直接计算发病率或死亡率及危险度。

2. 队列研究可同时研究一种暴露与多种疾病的关系,暴露因素作用与疾病发生的时间顺序明确。检验病因假设能力强,可确证因果关系。

3. 队列研究不适合发病率很低的疾病病因的研究,易出现混杂偏倚。

实验三 病例对照研究实例分析

【实验意义】 病例对照研究可以同时研究多个因素与某种疾病的联系,适合于对病因复杂、发病率低、潜伏期长的疾病进行研究,特别适用于发病率低的罕见病的研究。病例对照研究不仅用于疾病的病因学探讨,还可用于其他研究,如暴发调查、疫苗免疫学效果考核等。

【实验目的】

1. 掌握病例对照研究设计的方法和优缺点。

2. 掌握病例对照研究中研究对象的来源、选择。

3. 熟悉病例对照研究中的主要偏倚及防控措施。

【实验内容】 应用病例对照研究的基本原理、研究方法及相应效应指标的计算对流行病学研究的案例进行整理分析得出科学的结论,深入检验某个或几个病因假说。

例1:吸烟和肺癌关系的病例对照研究

英国学者 Doll 和 Hill 于1948年4月至1952年2月开展了吸烟和肺癌关系的专题研究。在4年间,收集了伦敦及附近20多所医院确诊为肺癌的病人作为调查对象,上述医院在此期间凡新收入肺癌、胃癌、肠癌及直肠癌等病人时,即派调查员前往调查。每调查一例肺癌病人,同时配一例同医院同期住院的其他肿瘤病人作为对照。肺癌病人大都经病理组织和痰细胞学检查确诊,少部分病人依据肺部 X 射线检查或支气管镜检查确诊。肺癌组和对照组进行了匹配,匹配的因素:①年龄相差小于5岁,性别相同;②居住地相同;③家庭经济条件相似;④同期入院并住同一医院。

问题1:此为何种流行病学研究方法?简述该研究方法的设计原理。

问题2:简述该种研究方法的特点和应用。

问题3:简述该种研究中病例和对照的选择原则。

问题4:病例和对照的来源有哪些?

问题5:本研究选择住院病人作为调查对象是否有代表性?

问题6:按照病例与对照比较方法的不同,将病例对照研究分为成组病例对照研究和匹配病例对照研究,两种研究方法各有何优缺点?

例2:英国学者 Doll 和 Hill 首先比较了病例组和对照组在性别、年龄、调查地点、居住地及社会地位等方面的均衡性。结果显示,病例组和对照组在性别、年龄及调查地点构成上完全一致。社会地位有所不同,但差异无统计学意义($\chi^2=5.28$, $0.20<P<0.30$)。随后,作者比较了男性肺癌病例和对照在发生现

患疾病前的吸烟状况,结果见表3-1-8。

表3-1-8　男性病例和对照吸烟状况比较(例)

吸烟情况	病例	对照
吸烟	1 350	1 296
不吸烟	7	61
合计	1 357	1 357

问题1:计算χ^2值,根据χ^2值推断病例组与对照组吸烟的暴露率间差异是否有统计学意义。

问题2:根据表3-1-8,分别计算病例组中吸烟和不吸烟的比值,对照组中吸烟和不吸烟的比值,并计算他们的比值比(OR)、OR值的可信区间。

问题3:根据OR值得出什么结论?

例3:有学者运用1∶1配对病例对照研究方法,研究了外源性雌激素与子宫内膜癌的关系,结果见表3-1-9。

表3-1-9　子宫内膜癌病例和对照服用外源性雌激素情况的比较(例)

对照	病例		合计
	有暴露史	无暴露史	
有暴露史	27	3	30
无暴露史	29	4	33
合计	56	7	63

问题1:计算χ^2值,推断P值,得出什么结论?

问题2:计算OR值、OR值的可信区间。

问题3:根据OR值,得出什么结论?

【注意事项】

1.病例的来源以医院为基础,优点是方便可行,节省费用,合作性好;缺点是从医院选择病例易出现选择偏倚。以社区为基础,优点是代表性强,缺点是不易得到,工作量和工作难度大。

2.病例对照研究中涉及众多研究因素,易产生混杂偏倚。

3.病例对照研究难以确定暴露与疾病的时间先后顺序,一般无法直接推导因果关联的结论。

实验四　筛检与诊断试验实例分析

【实验意义】　筛检是早期发现疾病的有效手段;诊断试验是正确判断疾病的手段,是医疗服务的基础。应用临床流行病学的方法对新的诊断试验进行评价研究,将有助于临床医师正确选用各种诊断试验,科学解释诊断试验的各种结果,从而提高诊断水平。筛检和诊断试验的评价不但能评价、提高筛检和诊断的效率和水平,而且能为开展准确、合理的诊断提供方法和思路,也能为临床治疗提供合理可靠的依据。

【实验目的】

1. 掌握筛检试验的评价指标及其计算方法。

2. 熟悉各项指标间的相互关系和筛检的策略。

【实验内容】 筛检诊断试验各项指标的计算,科学解释各项筛检诊断试验的结果,为临床治疗提供合理可靠的依据。

例1:某医师在沿江农村用皮肤试验来筛检肝血吸虫病,试验结果见表3-1-10。

表3-1-10 皮肤试验筛检肝血吸虫病的结果(例)

试验	肝血吸虫病		合计
	有	无	
阳性	117	53	170
阴性	8	312	320
合计	125	365	490

问题1:筛检试验的灵敏度、特异度、正确指数是多少?

问题2:筛检试验的假阳性和假阴性例数各有多少?

问题3:筛检阳性率是多少? 由该筛检试验计算的人群患病率是多少?

例2:某医生打算用挖空细胞检验筛检尖锐湿疣,为此他以组织病理学诊断为"金标准",并将两种诊断方法的结果进行比较,结果在2 063份标本中挖空细胞检验的漏诊样本有311份,误诊样本有31份,见表3-1-11。

表3-1-11 挖空细胞检验与"金标准"诊断尖锐湿疣的结果(例)

挖空细胞筛检	金标准		合计
	尖锐湿疣	非尖锐湿疣	
阳性	1 098	31	1 129
阴性	311	623	934
合计	1 409	654	2 063

问题1:该试验的灵敏度与特异度、正确指数、一致率和 Kappa 值是多少?

问题2:该试验的假阴性和假阳性例数各是多少? 试验的假阴性率与假阳性率各是多少?

问题3:筛检阳性率是多少? 阴性预测值与阳性预测值是多少?

例3:为了探索一种安全、有效、方便的方法用于大规模现场调查发现血吸虫感染者,某研究组以整群抽样法在一血吸虫低度流行区抽取某村6~65岁自然人群465人,其中无血吸虫感染史者57人。抽中人群要求连续3 d每天送新鲜粪便标本30 g,同时采取静脉血。粪便用尼龙绢集卵孵化法3送3检,静脉血分离血清后用胶体试纸条法进行血清学检查,结果见表3-1-12。

表 3-1-12　受检者血吸虫感染史与两种筛检方法检测结果(例)

血吸虫感染史	例数	孵卵法		胶体试纸条法	
		阳性数	阴性数	阳性数	阴性数
有	57	3	54	26	31
无	408	10	398	39	369
合计	465	13	452	65	400

问题 1:计算两种试验的灵敏度与特异度、假阴性率与假阳性率、正确指数、一致率和 *Kappa* 值、阳性预测值与阴性预测值。

问题 2:试问两种筛检方法中,哪一种更适合在大规模人群中筛查血吸虫感染者？为什么？

问题 3:如果在一拥有 2 万人口的社区,血吸虫的感染率为 10.0%,用胶体试纸条法筛检血吸虫感染者,会造成多少假阳性？阳性预测值是多少？

【注意事项】

1. 反映筛检诊断试验的真实性评价指标包括灵敏度、特异度、漏诊率、误诊率、似然比及正确指数等。

2. 反映筛检诊断试验的可靠性评价指标包括变异系数、符合率、一致率。

3. 人群在不同患病率、灵敏度与特异度的情况下,阳性预测值与阴性预测值的变化。当灵敏度与特异度一定,疾病患病率降低时,阳性预测值降低,阴性预测值升高;当患病率不变,降低灵敏度,特异度将提高,此时阳性预测值将升高,阴性预测值将下降。

实验五　实验流行病学实例分析

【实验意义】　实验流行病学是流行病学重要的研究方法之一,以人群为研究对象的实验研究,主要由研究者对研究对象实施干预,然后评价干预措施对疾病或健康的影响。实验流行病学研究可以对病因研究中的假设进行验证,也可以用于评价预防性措施对于疾病预防或健康促进的效果。

【实验目的】

1. 掌握试验效果评价的常用指标、实验流行病学研究的优缺点。

2. 熟悉流行病学实验研究的基本概念、现场实验设计的基本原则与步骤、临床随机对照试验的基本原则。

【实验内容】　根据实验流行病学研究的原理、方法及指标对流行病学案例进行整理分析,对病因研究中的假设进行验证,对疾病或健康的预防性措施效果进行评价。

例 1:在印度尼西亚爪哇中部农村进行的纵向观察研究发现,儿童轻微维生素 A 缺乏可能导致死亡率升高。为检验维生素 A 对儿童死亡率的影响,在印度尼西亚苏门答腊北部的 450 个村庄进行了本次研究。

研究选定在印度尼西亚苏门答腊北部亚齐省的 450 个村庄进行。首先通过整群抽样确定无维生素 A 补充计划的两个农村地区的 2 048 个村庄作为初始样本,然后系统随机抽样选定 450 个村庄为研究样本,并将其分为维生素 A 补充组($n=229$,研究组)和对照组($n=221$)。

基线调查人员由当地眼科医生、护士、体质测量人员、饮食调查人员、司机等组成。对所有 0~5 岁儿童家庭进行标记并调查,基线调查内容包括家庭及个人一般状况、健康史、近 7 d 腹泻及发热、咳嗽史等,对所有研究对象进行严格检查,研究对象的 10% 测量坐高(2 岁以下)、体重。基线调查中发现的进行性眼干燥症患儿补充大剂量维生素 A 并报告当地医疗机构并将其从最终的分析中排除。

随访在基线调查后 9～13 个月进行,随访时间的不同是为了避免当地穆斯林斋月节日对研究结果的影响。

维生素 A 胶囊(含维生素 A 20 万 U 和维生素 E 40 U)由联合国儿童基金会(UNICEF)提供,研究组($n=229$)1～5 岁儿童均接受两次维生素 A 补充,第一次补充时间在基线调查后 1～3 个月,第二次补充时间在基线调查后 6～8 个月。研究要求应答率在 80% 以上。

研究发现对照组死亡率(75/10 231,0.73%)显著高于维生素 A 补充组(53/10 919,0.49%)($P<0.05$)。补充维生素 A 对男孩的影响似乎比女孩更加明显。

研究认为维生素 A 缺乏可增加儿童死亡率,研究认为对维生素 A 缺乏人群补充维生素 A 后可降低的死亡率为 34%。

问题 1:此研究为哪种流行病学研究方法?

问题 2:实验流行病学研究的基本原则有哪些?

问题 3:社区实验和现场实验设计的基本步骤是什么?

例 2:1988 年在上海市某区对 0～7 岁的急性甲型肝炎接触者 2 807 人进行丙种球蛋白被动免疫效果测定。按 3:1 比例随机分成接种组和对照组。在初例发病后 7 d 给接种组注射丙种球蛋白(抗 HAV 滴度>1:200)。0～3 岁儿童剂量为 1 mL,4～7 岁为 2 mL。3 个月后随访结果见表 3-1-13。

表 3-1-13　丙种球蛋白预防甲型肝炎的效果

组别	接种人数	发病数	发病率(%)	效果指数	保护率(%)
接种组	2 097	3			
对照组	710	7			

问题 1:计算对照组和接种组的发病率,并比较是否有差异。

问题 2:计算丙种球蛋白的效果指数和保护率。

例 3:为了评估二十八烷醇在提高高原军事作业劳动能力中的作用,选择驻 3 700 m 高原 1 年以上的健康男性青年 38 名,采用双盲法随机分为实验组和对照组,每组各 19 名。实验组口服二十八烷醇胶囊(10 mg,1 次/d),连续服用 30 d;对照组服用安慰剂胶囊(淀粉 10 mg,1 次/d),连续服用 30 d。分别于服用前后测定受试者血红蛋白浓度及踏车运动前后的心率和血氧饱和度。

问题 1:此例研究采用的是何种设计类型?

问题 2:对照组服用安慰剂胶囊的作用是什么?

问题 3:安慰剂的效应有哪些?

问题 4:流行病学实验研究的优缺点有哪些?

【注意事项】

1. 实验流行病学研究整个实验设计和实施条件要求高、控制严,在实际工作中难以做到。

2. 有时对照组不使用药物或其他疗法,只使用安慰剂;或受试药物的疗效不如传统药物或存在副作用,就会存在伦理学问题。

3. 实验流行病学研究属于前瞻性研究,应采用随机分组的方法,应具有均衡可比的对照组,并有人为施加的干预措施。

实验六　病因推断的实例分析

【实验意义】　流行病学研究中的病因和病因推断,是从群体的角度探究疾病的病因或危险因素及其对疾病发生发展的影响,对疾病的病因进行探究。病因研究不仅关系到疾病的诊断和治疗,更决定着疾病的预防策略和措施的制定。流行病学中的病因与因果推断,实际上是分析或实验流行病学的指导框架和评价准则,对于形成正确的因果思维和准确地理解研究结果,是至关重要的。

【实验目的】

1. 掌握病因的概念。

2. 掌握病因评判的标准。

3. 了解流行病学的病因研究过程。

【实验内容】　不明原因疾病短肢畸形与药物反应停使用的病因因果推断案例研究。

例1:1960 年,临床医生陆续发现欧洲新生儿畸形率异常升高,这些产下的畸形婴儿患有一种少见的疾病叫海豹肢症。在正常妊娠妇女中,该病发生率大约是 1/400 万。

1961 年 11 月,德国医生 Lenz 发现至少 50% 患该病孩子的母亲在妊娠前 3 个月服用过沙利度胺(反应停)。1962 年 Lenz 和 Knapp 报道了这种短肢畸形与反应停的关系。在汉堡,其发生率为全部新生儿的 0.17%。回顾性询问患儿母亲,多有服用过反应停或含反应停成分的药物史。有 1/2 病例只有手臂缺陷,1/4 有手臂和腿缺损,1/6 无耳。妊娠后 27～40 d 内服用药最危险。他们认为反应停是其病因。

例2:有学者发现,不同的国家发生短肢畸形病例数与反应停销售量有关。从表 3-1-14 中可以看出在西德和英国反应停的销售量大,本病的发病数亦多。

表 3-1-14　反应停销售量与短肢畸形病例的地区分布

国家	反应停销售量(kg)	短肢畸形病例数
奥地利	207	8
比利时	258	26
英国	5 769	349
荷兰	140	25
挪威	60	11
葡萄牙	37	2
瑞士	113	6
西德	30 099	5 000
美国	25	17

反应停的销售量与短肢畸形在时间分布上亦有密切联系。Davis 和 Dobbling 提供了这方面的资料,在西德反应停从 1959 年开始在市场上销售,1960 年销售量迅速上升。1960 年底和 1961 年初这种短肢畸形病例亦随之上升。两条曲线相隔三个季度,故反应停销售量曲线正与这些病例的母亲妊娠期相吻合。1961 年 12 月,反应停已从西德市场撤回,反应停停止出售后,1962 年下半年以后出生的儿童便很少发生这种畸形。

例3：Weicker 等在1962年报道了他们的回顾性研究。他们调查了50个病例的母亲和90个健康婴儿的母亲。发现病例的母亲年龄比对照者大。病例死亡率增高，有较多的流产与死产。病例的母亲是医生、教师和工程师等比对照者多。在分析病因方面，排除了放射线、避孕药、堕胎药、去污剂等因素，只有反应停有意义，结果见表3-1-15。

表3-1-15　反应停与短肢畸形的回顾性研究

服用反应停史	病例的母亲	健康婴儿的母亲
有	12	2
无	38	88
合计	50	90
有用反应停史的比例（%）	24.0	2.2

例4：McBride 等在1963年报道了一次前瞻性观察，某妇产科曾在孕妇中应用反应停，当反应停被怀疑有致畸形作用后，他们立即进行了前瞻性观察，结果见表3-1-16。服用反应停发生短肢畸形的相对危险性为175，其特异危险性为41.76%。

表3-1-16　反应停与短肢畸形的前瞻性观察

分组	儿童数			肢体缺陷发病率（%）
	有肢体缺陷者	无肢体缺陷者	合计	
妊娠后8周内有服用反应停史者	10	14	24	42.00
早期无服用反应停史者	51	21 434	21 485	0.24

注：$RR = 42.00\% \div 0.24\% = 175$，$AR = 42.00\% - 0.24\% = 41.76\%$

例5：反应停灾难发生后，一些学者进行了动物学实验研究，实验结果表明反应停有明显致畸作用，而且显示有明显的种属特异性。最初，一些学者应用大鼠做实验，未能产生畸形，但在小鼠的某些品系，在妊娠8～16 d给药能导致典型肢体畸形。Bignami 报道大鼠在妊娠第12天时对反应停是敏感的，Leck 报道用猴子做实验，诱发的猴子畸形综合征与人类相似。

早在1956年，Smith 和 Frenck 即发现反应停使用很高的剂量（成人推荐量的50～650倍）对小鼠也没有中枢镇静作用，之后的动物毒理学研究显示，反应停主要对孕早期妇女有强烈的致畸作用，对灵长类动物如猴子也有强烈的致畸性，对小鼠、大鼠和豚鼠则无致畸作用，但对兔有明显的致畸作用。因此，对来自动物实验结果必须小心地解释，并且慎重地推导到人类。

目前，反应停的致畸机制仍是一个科学之谜。一些研究显示，直接导致胎儿发育异常的并非反应停分子本身，而是S型异构体经过体内酶催化代谢的毒性产物，啮齿类动物体内没有相应的酶存在，所以在以大鼠为实验对象的毒性实验中，反应停并没有显示出致畸性。但是，并未在灵长类动物体内成功分离到这种所谓关键毒性代谢产物。反应停的体内代谢与水解产物有上百种，它们的毒理作用还不清楚。反应停也可能在体内形成对细胞有损害作用的自由基，也有研究显示，反应停分子本身就是罪魁祸首。它能在动物身上抑制新血管的增生，而这对器官的形成很重要。

问题1：对于不明原因疾病的病因研究应首先开展哪些工作？例1的内容给予什么启示？若希望进一步验证病因假设，应开展什么类型的研究？

问题2：例2属于何种类型的流行病学研究？这类研究有何缺点？根据例2提供的证据能否确证反应停是短肢畸形的病因？为什么？下一步应做哪些工作或补充哪些研究证据？

问题3：例3和例4各属于何种类型的流行病学研究？两研究有何区别？说明它们在病因推断中的作用。

问题4：例5在病因推断中的作用是什么？

【注意事项】

1. 对于不明原因疾病的病因研究，首先应收集有关疾病分布的资料，对疾病的频率分布进行综合描述，以期得到初步的病因线索，为进一步开展深入的调查指明方向。

2. 在不明原因的慢性病的研究中，临床医师的怀疑可提供初步的病因线索，作为流行病学研究人员应先进行描述性研究（收集已有资料或进行现场调查了解疾病的三间分布特征，提出病因假设），再进行分析性研究（包括病例对照研究和队列研究等，进一步验证病因假设）。由于医德等原因，不能进行人群实验，但可收集自然实验的资料，作为判断因果关系的强有力的证据。

3. 用疾病因果推断的5条标准来综合分析，即关联的时间顺序；关联的强度；关联的重复性；关联的合理性；研究设计的因果论证强度。其中关联的时间顺序是必要条件，一定是有因才有果，因一定先于果。

第二章

医学统计学

实验一　SPSS 数据文件的建立与调用

【实验意义】　SPSS(Statistical Package for the Social Science)即社会科学统计软件包,是世界著名的统计分析软件之一,是世界上最新、最流行、最受欢迎的统计软件包之一,它应用于自然科学、技术科学、社会科学的各个领域,世界上许多有影响的报刊纷纷就 SPSS 的自动统计绘图、数据的深入分析、使用方便、功能齐全等方面给予了高度的评价与称赞。全球约有 25 万家产品用户,它们分布于通信、医疗、银行、证券、保险、制造、商业、市场研究、科研教育等多个领域和行业,是世界上应用最广泛的专业统计软件。本项目设计旨在介绍 SPSS 18.0 汉化版本的使用,为医学相关学科的研究奠定基础。

【实验目的】

1. 了解 SPSS 软件的运行。

2. 熟悉 SPSS 软件的界面。

3. 学会将数据录为 SPSS 的数据文件。

4. 掌握数据文件的调用。

【实验内容】

(一)PASW Statistics 的启动及退出

1. 单击 Windows 左下角的【开始】→【所有程序】→【SPSS Inc】→▣或双击桌面上的快捷图标即可见到 PASW Statistics 18.0 的启动对话框(图 3-2-1)。

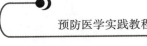
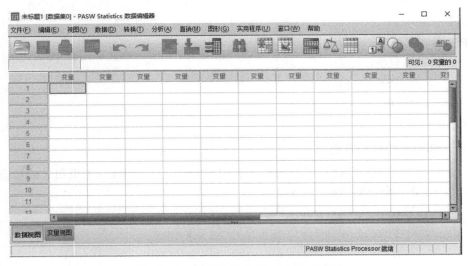

图 3-2-1　PASW Statistics 18.0 的启动对话框

2. 选择输入数据,点击确定,进入主窗口(图 3-2-2),根据数据性质定义语言窗口和输出窗口。如有现有的数据源,选择"打开现有的数据源"的更多文件,找到对应的数据文件,点击确定,进入主窗口。

图 3-2-2　PASW Statistics 18.0 主窗口

3. 完成统计分析后,从文件菜单中的退出项或点击窗口右上角 ✕ 可退出 PASW Statistics。

(二)数据文件的建立

1. 单击 PASW Statistics 主窗口左下方的变量视图标签,进入变量窗口(图 3-2-3),对变量进行定义。注意数值型变量的总宽度要包括小数点前后的位数,小数点计 1 个位数;值标签的定义多采用习惯值,如定义年份,1 = "2014 年",2 = "2015 年"。

图 3-2-3　PASW Statistics 18.0 变量窗口

2. 单击窗口左下方的数据视图标签,进入数据窗口(图 3-2-4),定义的变量会自动出现在窗口上端,将对应的数据录入。输入数据时,单击鼠标左键,把插入点定位到第一个单元格,使该单元格为当前操作的单元格,输入该变量的第一个值,按回车键;当前操作单元格下移到同一变量下一个单元格,输入第二个值,以此方法把该变量值输完。也可利用上下左右光标键或单击鼠标将光标移到插入点定位到某一单元格,并在其中输入或编辑数据。

图 3-2-4　PASW Statistics 18.0 数据窗口

3. 浏览数据

（1）单击视图菜单中的变量/数据命令或按组合键 Ctrl+T，可使数据视图与变量视图互相切换。

（2）单击视图菜单中的字体命令，打开字体对话框，可改变显示字符的字体、字号、字体样式。

（3）单击视图菜单中的网格线命令（前有"√"为选定），可选择取消或保留网格。

（4）单击视图菜单中的值标签命令（前有"√"为选定），可选择取消或保留数值标签的显示，如设置年份变量中的 1 = "2014 年"，2 = "2015 年"。如选定，则年份栏中的变量值为"1"的地方显示为"2014 年"，"2"的地方显示为"2015 年"（图 3-2-5）。

图 3-2-5　PASW Statistics 18.0 数据录入窗口

4. 点击文件菜单中的保存子菜单，根据提示输入文件名后选保存即可。

【注意事项】

1. 变量名中不区分大小写字符。

2. 变量名不能使用 SPSS 的关键字（保留字）。如 ALL、AND、OR、NOT、EQ、GE、LE、LT、NE、TO、WITH 及一些常用的符号等。

3. 变量值中"0.45"显示为".45"。

【练习题】

1. 示例中的变量类型属于哪一种？

2. 将表 3-2-1 数据录为 PASW Statistics 的数据文件，并保存为 PASW Statistics（＊.sav）格式和 Excel（＊.xls）格式。

表 3-2-1　2014 年和 2015 年中国内地 31 个地区的护士人数和就诊人数统计

编号	年份	省份	医疗人数（亿）	急诊人数（亿）	注册护士（万）	万人护士数（人）
1	2014 年	北京	2.14	2.12	8.85	41
2	2014 年	天津	1.16	1.12	3.16	21
3	2014 年	河北	4.13	3.74	12.18	17
4	2014 年	山西	1.28	1.17	7.91	22
5	2014 年	内蒙古	1.00	0.93	5.67	23
6	2014 年	辽宁	1.85	1.70	10.58	24
7	2014 年	吉林	1.06	0.94	5.74	21
8	2014 年	黑龙江	1.21	1.10	7.77	20
9	2014 年	上海	2.51	2.45	7.19	30
10	2014 年	江苏	5.26	5.10	18.88	24
11	2014 年	浙江	5.04	4.94	14.51	26
12	2014 年	安徽	2.63	2.51	11.15	18
13	2014 年	福建	2.12	2.05	8.57	23
14	2014 年	江西	2.11	2.01	8.41	19
15	2014 年	山东	6.31	5.99	24.57	25
16	2014 年	河南	5.50	5.17	19.11	20
17	2014 年	湖北	3.45	3.31	14.41	25
18	2014 年	湖南	2.51	2.34	13.62	20
19	2014 年	广东	7.81	7.59	23.35	22
20	2014 年	广西	2.49	2.41	10.40	22
21	2014 年	海南	0.45	0.44	2.24	25
22	2014 年	重庆	1.38	1.32	6.27	21
23	2014 年	四川	4.45	4.28	17.55	22
24	2014 年	贵州	1.30	1.24	6.72	19
25	2014 年	云南	2.19	2.12	8.28	18
26	2014 年	西藏	0.13	0.12	0.27	9
27	2014 年	陕西	1.75	1.70	9.72	26
28	2014 年	甘肃	1.23	1.15	4.55	18
29	2014 年	青海	0.23	0.21	1.28	22
30	2014 年	宁夏	0.36	0.34	1.51	23
31	2014 年	新疆	1.00	0.96	5.98	26

续表 3-2-1

编号	年份	省份	医疗人数（亿）	急诊人数（亿）	注册护士（万）	万人护士数（人）
32	2015 年	北京	2.18	2.16	9.46	44
33	2015 年	天津	1.19	1.14	3.38	22
34	2015 年	河北	4.21	3.84	13.28	18
35	2015 年	山西	1.25	1.15	8.33	23
36	2015 年	内蒙古	1.00	0.93	6.12	24
37	2015 年	辽宁	1.86	1.71	11.10	25
38	2015 年	吉林	1.05	0.93	6.07	22
39	2015 年	黑龙江	1.15	1.05	8.10	21
40	2015 年	上海	2.58	2.52	7.54	31
41	2015 年	江苏	5.46	5.31	20.40	26
42	2015 年	浙江	5.30	5.20	15.99	29
43	2015 年	安徽	2.64	2.53	11.93	19
44	2015 年	福建	2.12	2.06	9.04	24
45	2015 年	江西	2.08	1.99	8.96	20
46	2015 年	山东	6.15	5.86	25.42	26
47	2015 年	河南	5.56	5.24	20.54	22
48	2015 年	湖北	3.48	3.35	16.51	28
49	2015 年	湖南	2.57	2.39	14.93	22
50	2015 年	广东	7.86	7.66	25.41	23
51	2015 年	广西	2.52	2.44	11.32	24
52	2015 年	海南	0.46	0.46	2.47	27
53	2015 年	重庆	1.45	1.39	7.00	23
54	2015 年	四川	4.51	4.34	19.06	23
55	2015 年	贵州	1.32	1.26	7.60	22
56	2015 年	云南	2.28	2.23	9.33	20
57	2015 年	西藏	0.14	0.13	0.32	10
58	2015 年	陕西	1.75	1.70	10.43	28
59	2015 年	甘肃	1.25	1.17	4.78	18
60	2015 年	青海	0.23	0.21	1.32	22
61	2015 年	宁夏	0.36	0.34	1.61	24
62	2015 年	新疆	1.03	0.99	6.39	27

备注：数字来源于中国统计局官方网站

实验二　数值变量资料的统计分析

【实验意义】　在科研工作中,对服从正态或近似正态分布的计量资料,如血红蛋白值、胆固醇值等,可以进行简单的统计描述、t 检验和方差分析。通常情况下,t 检验与统计描述全部显示,能够较为全面地揭示数值间的规律,有利于挖掘潜在因素,得出有效的结论。

【实验目的】

1. 掌握对统计推断结果的解释和应用。

2. 掌握数值变量资料的描述性指标的计算。

3. 熟悉 SPSS 软件中均数比较的方法和步骤。

【实验内容】

（一）数值变量资料的统计描述

1. 用《预防医学》教材第二章例 2-1 的数据建立数据文件,定义变量为"身高",录入原始数据。

2. 点击转换菜单中的重新编码为其他变量(R)子菜单,系统弹出对话框。

3. 点击身高变量进入数字变量→输出变量,并在输出变量框内输入名称"分组",单击更改按钮确认（图 3-2-6）。

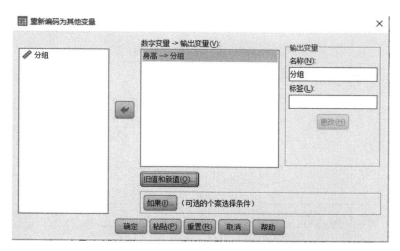

图 3-2-6　"重新编码为其他变量(R)"子菜单

4. 点击(旧值和新值…)进入子对话框,在旧值项目下的范围中输入组段的上下限值,然后在新值项目下的"值"中输入新变量值,单击添加按钮。依次操作分别完成所有组段的输入（图 3-2-7）。

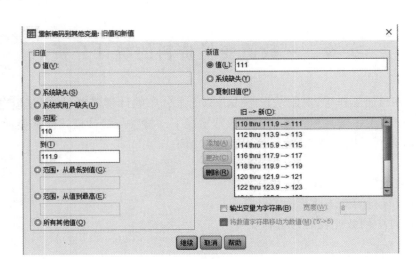

图 3-2-7　"旧值和新值…"子对话框

5. 点击继续返回,点击确定,系统运行,新变量分组生成。

6. 点击分析菜单中的描述统计子菜单,选择"频率…",弹出频率对话框,点击分组变量进入变量空白框,选中显示频率表格前的方框(图 3-2-8),点击确认,系统运行,频数分布表见图 3-2-9。

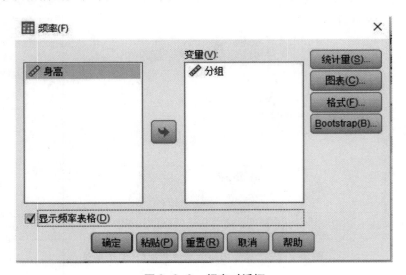

图 3-2-8　频率对话框

分组		频率	百分比	有效百分比	累积百分比
有效	111.00	1	.9	.9	.9
	113.00	3	2.7	2.7	3.6
	115.00	9	8.2	8.2	11.8
	117.00	9	8.2	8.2	20.0
	119.00	15	13.6	13.6	33.6
	121.00	18	16.4	16.4	50.0
	123.00	21	19.1	19.1	69.1
	125.00	14	12.7	12.7	81.8
	127.00	10	9.1	9.1	90.9
	129.00	4	3.6	3.6	94.5
	131.00	3	2.7	2.7	97.3
	133.00	2	1.8	1.8	99.1
	135.00	1	.9	.9	100.0
	合计	110	100.0	100.0	

图 3-2-9　频数分布表

7. 点击分析菜单中的描述统计子菜单,选择"频率…",弹出频率对话框,点击分组变量进入变量空白框,点击"统计量…",如图 3-2-10,本例选择均值、中位数、合计、标准差、均值的标准误,点击继续返回。

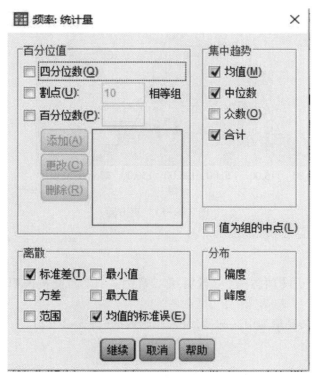

图 3-2-10　统计量对话框

8. 点击"图表…"选择输出图形,本例选择直方图,在直方图上显示正态曲线(S),点击继续返回,点击确认,系统运行。

9. 结果:系统输出身高的均值、均值的标准误、中值(中位数)、标准差、和;直方图见图 3-2-11。

统计量		
分组		
N	有效	110
	缺失	0
均值		121.9455
均值的标准误		.45016
中值		122.0000
标准差		4.72129
和		13414.00

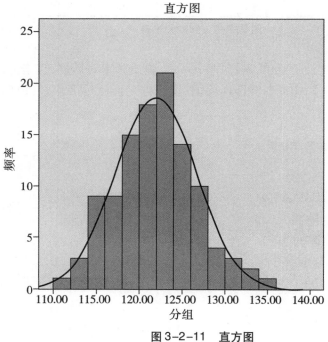

图 3-2-11　直方图

(二)均数的比较

1. 单样本资料 t 检验　用《预防医学》教材第二章例 2-12 的资料说明单样本资料 t 检验的操作过程。

(1)建立数据文件,定义变量为山区脉搏,录入原始数据(图 3-2-12)。

山区脉搏.sav [数据集0] - PASW Statistics 数据编辑器

文件(F)　编辑(E)　视图(V)　数据(D)　转换(T)　分析(A)　直销(M)　图形(G)　实

	山区脉搏	变量	变量	变量	变量
1	71				
2	69				
3	66				
4	83				
5	76				
6	74				
7	78				
8	82				
9	75				
10	64				
11	78				
12	66				
13	81				
14	76				
15	76				
16	79				
17	76				
18	77				
19	77				
20	60				
21	76				
22	74				
23	76				
24	80				
25	65				

数据视图　变量视图

图 3-2-12　原始数据输入对话框

（2）单击分析菜单中的比较均值子菜单,选择单样本 t 检验项,系统弹出单样本 t 检验对话框(图 3-2-13)。

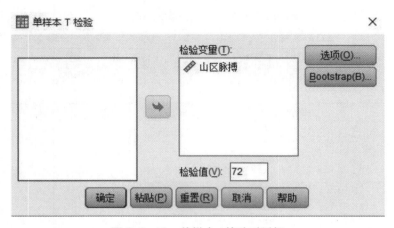

图 3-2-13　单样本 t 检验对话框

（3）在左侧变量清单中选择一个或几个数值变量移入检验变量框内，这里点击"山区脉搏"变量进入检验变量框内。在检验值框内输入检验值即总体均数，这里输入 72。

（4）点击选项按钮，弹出单样本 t 检验：选项对话框，如图 3-2-14。此对话框置信区别百分比默认设置为 95%，可根据 $1-\alpha$ 值进行设置。本例选择系统默认方式，点击继续按钮返回主对话框。

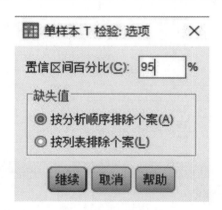

图 3-2-14　单样本 t 检验：选项对话框

（5）点击确定按钮，系统运行，结果如图 3-2-15，图 3-2-16。

单个样本统计量				
	N	均值	标准差	均值的标准误
山区脉搏	25	74.20	6.014	1.203

图 3-2-15　单个样本统计量

由输出结果可知，25 名成年人脉搏平均数为 74.20，标准差为 6.014，标准误为 1.203。能够得到输出例数、均值、标准差及均值的标准误指标。

	检验值=72				差分的95%置信区间	
	t	df	$Sig.$（双侧）	均值差值	下限	上限
山区脉搏	1.829	24	.080	2.200	−28	4.68

单个样本检验

图 3-2-16　单样本 t 检验

从表中看出，$t=1.829$，$df=24$，双侧 $P=0.080>0.05$，按 $\alpha=0.05$ 水准不拒绝 H_0，差异无统计学意义，故尚不可认为该山区健康成年男子的脉搏均数高于一般成年男子的脉搏均数。

2. 配对资料 t 检验

例：为研究女性服用某避孕药后是否影响其血清胆固醇含量，将 20 名女性按年龄配成 10 对。每对中随机抽取一人服用新药，另一人服用安慰剂，经过一定时间后，测得血清总胆固醇含量（mmol/L），结果如表 3-2-2 所示。问该新药是否影响女性血清胆固醇含量？

表 3-2-2　不同组别血清胆固醇含量（mmol/L）

组别	配对号									
	1	2	3	4	5	6	7	8	9	10
新药组	4.4	5.0	5.8	4.6	4.9	4.8	6.0	5.9	4.3	5.1
安慰剂组	6.2	5.2	5.5	5.0	4.4	5.4	5.0	6.4	5.8	6.2

（1）建立数据文件配对例题.sav，建立两个变量新药组、安慰剂组。在数据视图中输入数据，如图 3-2-17。

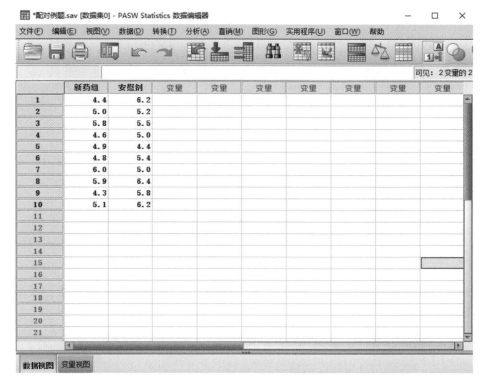

图 3-2-17　原始数据录入

（2）单击分析菜单中的比较均值子菜单,选择配对样本 t 检验项,系统弹出配对样本 t 检验对话框,如图3-2-18。

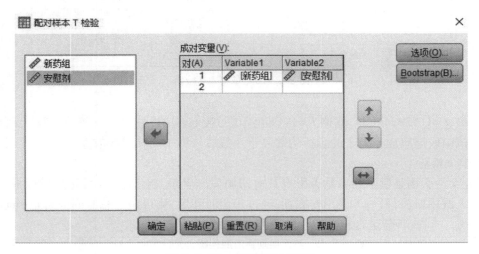

图3-2-18　配对样本 t 检验

（3）从源变量清单中选择一对或几对数值变量进入成对变量框内,本例选择新药组、安慰剂变量进入成对变量框内,表示新药组与安慰剂组进行配对比较。点击选项按钮,系统弹出配对样本 t 检验:选项对话框,用来确定置信区间的范围和缺失值的处理方式,本例选择系统默认,单击继续按钮返回主对话框。

（4）点击确定按钮,系统运行,结果如图3-2-19~图3-2-21。

成对样本统计量				
		均值	N	标准差	均值的标准误
对1	新药组	5.080	10	.6197	.1960
	安慰剂	5.510	10	.6402	.2025

图3-2-19　成对样本统计量

输出显示每组的均值、例数、标准差、均值的标准误。

成对样本相关系数			
		N	相关系数	$Sig.$
对1	新药组 & 安慰剂	10	.020	.956

图3-2-20　成对样本相关系数

输出显示两配对样本的线性相关性,相关系数 $r=0.02$。$P=0.956$ 为相关系数的显著性检验,本例 $P>0.05$,说明不具有相关性。

		成对样本检验							
		成对差分					t	df	Sig.（双侧）
		均值	标准差	均值的标准误	差分的95%置信区间				
					下限	上限			
对1	新药组·安慰剂	−.4300	.8820	.2789	−1.0609	.2009	−1.542	9	.158

图 3-2-21　配成对样本 t 检验

输出显示的检验结果是 $t=-1.542$, $df=9$, t 检验双侧检验概率为 $P=0.158>0.05$。说明按 $\alpha=0.05$ 水准不拒绝 H_0，没有统计学意义，还不能认为该新药对女性血清胆固醇含量有影响。

3. 成组资料的 t 检验

例：某克山病区测得 11 例急性克山病患者及 13 名健康人的血磷值如表 3-2-3 所示。问该地急性克山病患者与健康人的血磷值是否不同？

表 3-2-3　急性克山病患者与健康人的血磷值（mmol/L）

组别	血磷												
健康人	0.54	0.64	0.64	0.75	0.76	0.81	1.16	1.20	1.34	1.35	1.48	1.56	1.87
患者	0.84	1.05	1.20	1.20	1.39	1.53	1.67	1.87	2.07	2.07	2.11	−	−

（1）建立数据文件成组例题.sav，建立两个变量血磷值、分组，在数据视图中输入数据。

（2）单击分析菜单中的比较均值子菜单，选择独立样本 t 检验项，系统弹出独立样本 t 检验对话框，如图 3-2-22。

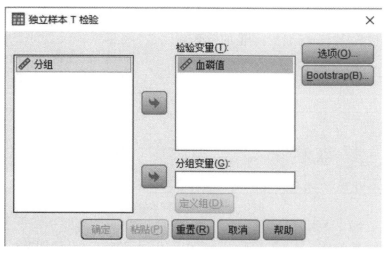

图 3-2-22　独立样本 t 检验对话框

（3）从源变量清单中选择一对或几对数值变量进入检验变量框内，本例选择血磷值变量进入检验变量框内。选择分组变量进入分组变量框内，本例选择分组变量进入分组变量框内，表示要以组别为分组依据对血磷值的均数进行比较，此时出现"定义组…"，点击定义组按钮，弹出定义组对话框，对分组变量进行定义，如图 3-2-23。单击继续返回主对话框。

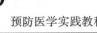
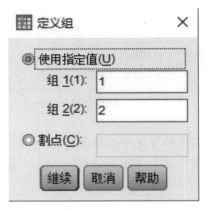

图 3-2-23　定义组对话框

（4）单击选项按钮，系统弹出独立样本 t 检验：选项对话框，用来确定置信区间的范围和缺失值的处理方式，本例选择系统默认，单击继续按钮返回主对话框。

（5）点击确定按钮，系统运行，结果如图 3-2-24，图 3-2-25。

组统计量					
	分组	N	均值	标准差	均值的标准误
血磷值	健康组	13	1.0846	.42215	.11708
	患者组	11	1.5455	.44677	.13471

图 3-2-24　组统计量

输出显示每组的例数、均值、标准差、均值的标准误。

独立样本检验									
	方差方程的 Levene 检验		均值方程的 T 检验						
	F	Sig.	t	df	Sig.（双侧）	均值差值	标准误差值	差分的95%置信区间	
								下限	上限
血磷值 假设方差相等	.018	.895	-2.595	22	.017	-.48084	.17760	-.82916	-.09252
假设方差不相等			-2.582	20.884	.017	-.46084	.17848	.83213	-.08955

图 3-2-25　独立样本检验

方差方程的 Levene 检验是方差齐性检验，$F=0.018$，$P=0.895>0.05$，说明两组人群方差齐，所以观察成组 t 检验结果时，应选择"假设方差相等"所对应行的结果，如方差不齐，应看下面的"假设方差不相等"对应行的 t 结果。

本例 $t=-2.595$，$df=22$，双侧概率 $P=0.017<0.05$，因此按照 $\alpha=0.05$ 水准，拒绝 H_0，接受 H_1，故可认为克山病患者与健康人的血磷值不同，患者较高。

4. 单因素方差分析

例：2016 年某社区随机抽取了 30 名糖尿病患者、糖耐量异常者和正常人，并对其进行载脂蛋白

（mg/dL）测定,结果见表3-2-4,问3种人的载脂蛋白有无差别?

表3-2-4　2016年某社区糖尿病患者、糖耐量异常及正常人的载脂蛋白测定结果(mg/dL)

组别	载脂蛋白									
糖尿病患者	87.7	105.2	109.5	96.0	115.2	95.3	110.0	100.0	125.6	111.0	106.5
糖耐量异常者	96.0	124.5	105.1	76.4	95.3	110.0	95.2	99.0	120.0	–	–
正常人	144.0	117.0	110.0	109.0	103.0	123.0	127.0	121.0	159.0	115.0	–

（1）建立数据文件方差例题. sav,建立两个变量即载脂蛋白、组别。组别变量值设置糖尿病患者为1,糖耐量异常者为2,正常人为3。在数据视图中输入数据。

（2）单击分析菜单中的比较均值子菜单,选择"单因素方差分析…"项,系统弹出单因素方差分析对话框,如图3-2-26。

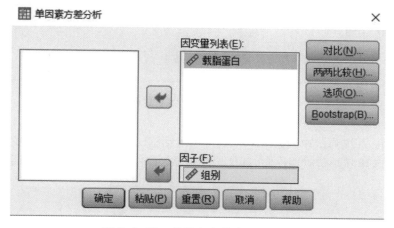

图3-2-26　单因素方差分析对话框

（3）从源变量清单中选择分析变量载脂蛋白进入因变量列表框内,选择组别变量进入因子框内,表示要以组别作为分组依据对载脂蛋白进行方差分析。

（4）单击两两比较按钮,系统弹出单因素ANOVA:两两比较对话框,如图3-2-27。提供了多种多重比较检验,可以指定一种或几种,较为常用的比较方法如下。

1）假定方差齐性条件下

LSD(最小显著差):用t检验完成各组间的配对比较,对多重比较误差率不做调整。

S-N-K:Student-Newman-Keuls用学生氏极差分布做出均值间的所有配对比较,即统计学中的q检验。

2）未假定方差齐性条件下

Tamhane's T2:基于t检验的一种比较保守的配对比较检验法。

Dunnett's C:基于学生氏极差分布的配对比较检验法。

显著性水平:确定两两比较检验的概率水平,系统默认为常用的α=0.05,也可以手动输入一个水平,如0.01。

本例选择 LSD、S-N-K 法,显著性水平默认,单击继续返回主对话框。

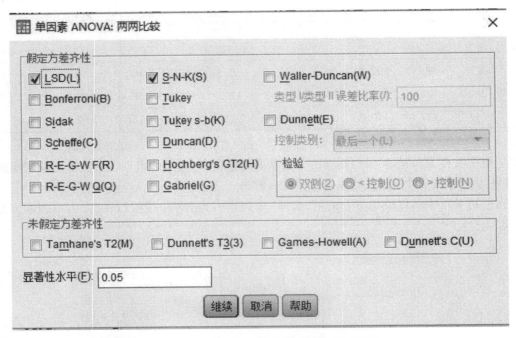

图 3-2-27　单因素 ANOVA:两两比较对话框

（5）单击选项按钮,系统弹出单因素 ANOVA:选项对话框,如图 3-2-28。可定义输出统计量的选择,有 5 个选项组。本例选择方差同质性检验,其他选择默认,单击继续按钮返回主对话框。

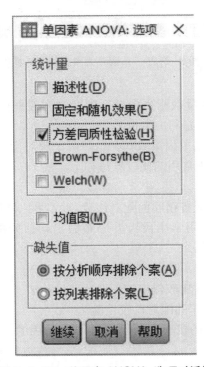

图 3-2-28　单因素 ANOVA:选项对话框

（6）点击确定按钮,系统运行,结果如图 3-2-29 ~ 图 3-2-32。

方差齐性检验

载脂蛋白

Levene 统计量	df1	df2	显著性
.693	2	27	.509

图 3-2-29　方差齐性检验

输出显示 $P=0.509>0.05$,说明方差齐,可进行方差分析。

ANOVA 结果

载脂蛋白

	平方和	df	均方	F	显著性
组间	2364.807	2	1182.404	5.888	.008
组内	5422.454	27	200.832		
总数	7787.262	29			

图 3-2-30　ANOVA 结果

输出显示了 3 组资料方差分析的结果,$P=0.008$,可认为不同组间载脂蛋白含量不同。

多重比较

因变量:载脂蛋白

	(I)组别	(J)组别	均值差(I-J)	标准误	显著性	95% 置信区间	
						下限	上限
LSD	糖尿病	糖耐量	3.2475	6.3696	.614	-9.822	16.317
		正常人	-17.1636*	6.1920	.010	-29.869	-4.459
	糖耐量	糖尿病	-3.2475	6.3696	.614	-16.317	9.822
		正常人	-20.4111*	6.5114	.004	-33.771	-7.051
	正常人	糖尿病	17.1636*	6.1920	.010	4.459	29.869
		糖耐量	20.4111*	6.5114	.004	7.051	33.771

* 均值的显著性水平为 0.05

图 3-2-31　多重比较

输出显示了两两比较 LSD 的结果。如第二行表示糖尿病组与正常人组的比较,均值差为-17.1636,标准误为 6.192 0,$P=0.010<0.05$,说明差异有统计学意义,可认为糖尿病患者和正常人的载脂蛋白不同,正常人较高。

Student-Newman-Keuls				
	组别	N	alpha=0.05 的子集	
			1	2
Student-Newman-Keuls[a, b]	糖耐量	9	102.389	
	糖尿病	11	105.636	
	正常人	10		122.800
	显著性		.614	1.000

将显示同类子集中的组均值
a. 将使用调和均值样本大小=9.933
b. 组大小不相等。将使用组大小的调和均值。将不保证 I 类错误级别

图 3-2-32　Student-Newman-Keuls

输出显示了每组均数及按显著性水平(0.05)所在的总体,糖耐量组与糖尿病组在第 1 号总体中,由于 $P=0.614>0.05$,故差异无统计学意义。正常人在第 2 号总体中,说明正常人与其他两组按 0.05 水平比较差异均有统计学意义。

【注意事项】

1. 在数值变量资料统计描述中,确定频数组的上下限时要注意包含所有变量值。

2. 对资料中的数据一定要准确、精确地录入,合理处置缺失值。

3. 在独立样本 t 检验过程中要合理设置组别。

4. 两组及两组以上数据进行检验时要特别注意方差齐性的判断,选择正确的 P 值。

【练习题】

1. 练习《预防医学》教材第二章课后练习题第 5 题。

2. 对《预防医学》教材第一章练习题第 2 题的资料中万人护士人数、注册护士数、就诊人数、急诊人数按照年份进行比较。

实验三　分类变量资料的统计分析

【实验意义】　在科研工作中,如遇到分类变量构成的计数资料,可采用 χ^2 检验进行统计分析。如调查问卷、计数类的医学研究等。

【实验目的】

1. 掌握分类变量资料的数据录入。

2. 熟悉 χ^2 检验的方法和步骤。

3. 学会检验结果的解释和应用。

【实验内容】

1. 四格表资料的 χ^2 检验

例:在二乙基亚硝胺诱发大白鼠鼻咽癌的实验中,一组单纯用亚硝胺向鼻腔内滴注;另一组在鼻注的基础上加肌注维生素 B_{12}(表 3-2-5),两组鼻咽癌发生率的差异有没有统计意义?

表 3-2-5　大白鼠鼻咽癌的实验数据(只)

组别	发癌数	未发癌数
鼻注组	52	29
鼻注加肌注组	39	3

(1)建立数据文件。定义变量"组别",鼻注组为1,鼻注加肌注组为2;定义变量"疗效",发癌为1,未发癌为2;定义变量"频数",录入数据,如图3-2-33,图3-2-34。

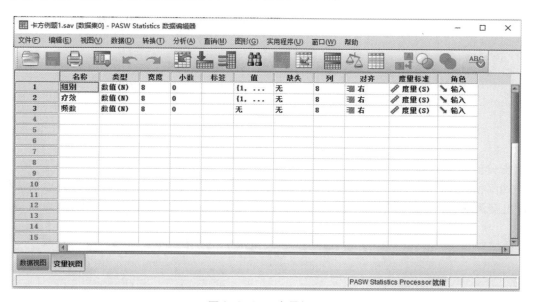

图 3-2-33　变量视图

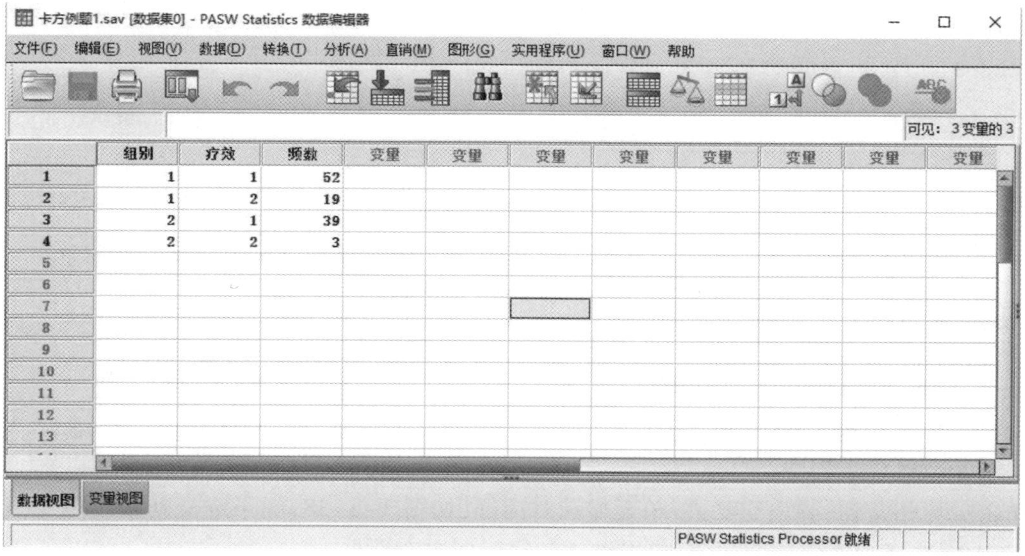

图 3-2-34　数据视图

（2）单击数据菜单中的加权个案子菜单，弹出加权个案对话框，选中加权个案前的圆圈，将频数单击进入频率变量框内，此时所有观测值相当于发生了频数次，如图3-2-35。单击确定按钮。

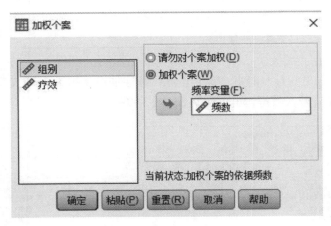

图3-2-35　加权个案

（3）单击分析菜单的描述统计子菜单，选择交叉表，系统弹出交叉表对话框，如图3-2-36，从源变量清单中单击组别进入行框内，作为交叉表的行，单击疗效进入列框内，作为交叉表的列；点击右侧的统计量按钮，弹出交叉表：统计量对话框，如图3-2-37，选择统计方法和参数，本例选择卡方，点击继续返回。

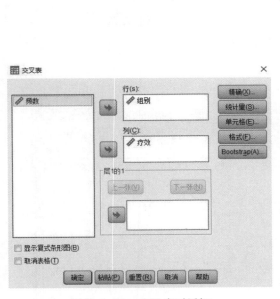

图3-2-36　交叉表对话框

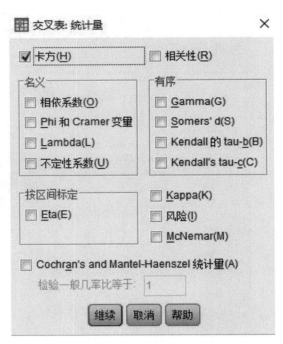

图3-2-37　交叉表：统计量对话框

（4）单击单元格按钮，弹出交叉表：单元显示对话框，如图3-2-38，用于定义列联表单元格中需要计算的指标。本例选择观察值和期望值，单击继续按钮返回主对话框。

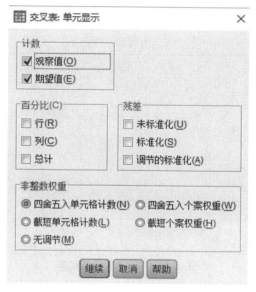

图 3-2-38　交叉表：单元显示对话框

（5）其他选择系统默认，点击确定，系统运行，结果如图 3-2-39～图 3-2-41。

案例处理摘要						
	案例					
	有效的		缺失		合计	
	N	百分比	N	百分比	N	百分比
组别＊疗效	113	100.0%	0	.0%	113	100.0%

图 3-2-39　案例处理摘要

组别＊疗效交叉制表					
			疗效		合计
			发癌	未发癌	
组别	鼻注组	计数	52	19	71
		期望的计数	57.2	13.8	71.0
	鼻注加肌注组	计数	39	3	42
		期望的计数	33.8	8.2	42.0
合计		计数	91	22	113
		期望的计数	91.0	22.0	113.0

图 3-2-40　组别＊疗效交叉制表

输出显示了列联表，单元格的第2行为理论频数，可根据最小理论频数大小来判断采用哪种方法计算统计量（是否需要校正）。

卡方检验结果					
	值	df	渐进 $Sig.$（双侧）	精确 $Sig.$（双侧）	精确 $Sig.$（单侧）
Pearson 卡方	6.478[a]	1	.011		
连续校正[b]	5.287	1	.021		
似然比	7.310				
Fisher 精确检验				.013	.008
线性和线性组合	6.420	1	.011		
有效案例中的 N	113				
a. 0 单元格（.0%）的期望计数少于 5。最小期望计数为 8.18					
b. 仅对 2×2 表计算					

图 3-2-41　卡方检验结果

输出显示的第一行是 Pearson（皮尔逊）卡方值，本例卡方值为 6.478，双侧 $P=0.011<0.05$，拒绝 H_0，接受 H_1，说明增加肌注维生素 B_{12} 可以提高大白鼠的鼻咽癌发生率。

第二行是连续校正卡方值，本例中 0 单元格的理论频数少于 5，最小理论频数为 8.18，$N>40$ 不需要校正。

第三行是似然比。

第四行是 Fisher 精确检验（费舍精确概率检验法）的 P 值，分单侧及双侧概率。当 $N<40$ 或理论频数 <1 时使用该概率值。

第五行是线性和线性组合，要求两变量均为等级变量，均从小到大排列。

2. 行×列表资料的 χ^2 检验

例：某省观察 3 个地区的花生污染黄曲霉毒素 B_1 的情况，见表 3-2-6，问 3 个地区花生的黄曲霉毒素 B_1 污染率有无差别？

表 3-2-6　3 个地区花生的黄曲霉毒素 B_1 污染率比较

地区	未污染样品数	污染样品数
甲	6	23
乙	30	14
丙	8	3
合计	44	40

（1）建立数据文件。定义变量"地区"，甲为 1，乙为 2，丙为 3；定义变量"污染结果"，未污染为 1，污染为 2；定义变量"频数"，录入数据，如图 3-2-42。

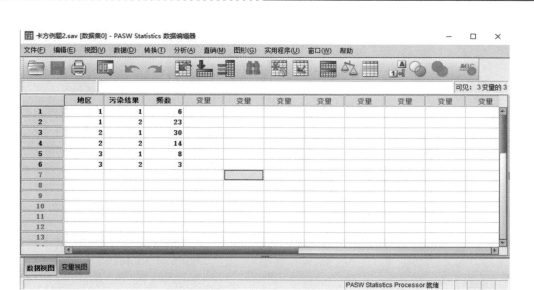

图 3-2-42　数据录入视图

（2）单击数据菜单中的加权个案子菜单,弹出加权个案对话框,选中加权个案前的圆圈,单击频数进入频率变量框内,此时所有观测值相当于发生了频数次,如图 3-2-43。单击确定按钮。

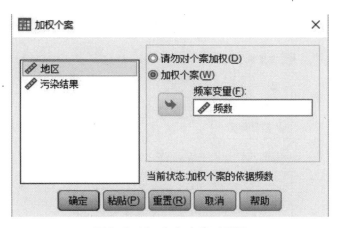

图 3-2-43　加权个案对话框

（3）单击分析菜单的描述统计子菜单,选择交叉表,系统弹出交叉表对话框,如图 3-2-44,从源变量清单中单击地区进入"行"框内,作为交叉表的行,单击污染结果进入"列"框内,作为交叉表的列;点击右侧的"统计量"按钮,弹出交叉表:统计量对话框,如图 3-2-45,选择统计方法和参数,本例选择"卡方",点击继续返回。

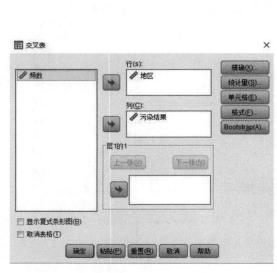

图3-2-44　交叉表对话框

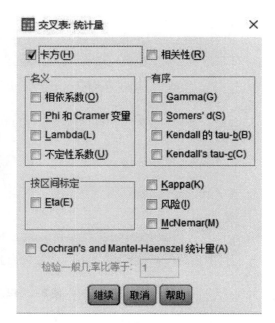

图3-2-45　交叉表:统计量对话框

（4）单击单元格按钮,弹出交叉表:单元显示对话框,如图3-2-46,用于定义列联表单元格中需要计算的指标。本例选择观察值和期望值,单击继续按钮返回主对话框。

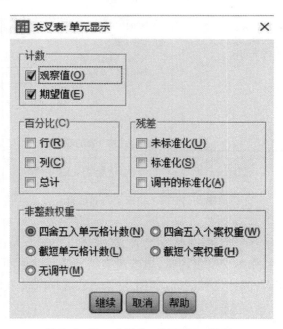

图3-2-46　交叉表:单元显示对话框

（5）其他选择系统默认,点击确定,系统运行,结果如图3-2-47～图3-2-49。

案例处理摘要结果						
	案例					
	有效的		缺失		合计	
	N	百分比	N	百分比	N	百分比
地区 * 污染结果	84	100.0%	0	.0%	84	100.0%

图 3-2-47　案例处理摘要结果

地区 * 污染结果交叉制表					
			污染结果		合计
			未污染	污染	
地区	甲	计数	6	23	29
		期望的计数	15.2	13.8	29.0
	乙	计数	30	14	14
		期望的计数	23.0	21.0	44.0
	丙	计数	8	3	11
		期望的计数	5.8	5.2	11.0
合计		计数	44	40	84
		期望的计数	44.0	40.0	84.0

图 3-2-48　地区 * 污染结果交叉制表

卡方检验结果			
	值	df	渐进 $Sig.$（双侧）
Pearson 卡方	17.907[a]	2	.000
似然比	18.755	2	.000
线性和线性相合	14.315	1	.000
有效案例中的 N	84		

a.0 单元格(.0%)的期望计数少于5。最小期望计数为5.24

图 3-2-49　卡方检验结果

本例由于 0 单元格的理论频数少于 5,最小理论频数为 5.2,$N>40$,不用校正。结果 Pearson 卡方值为 17.907,$P<0.001$,拒绝 H_0,接受 H_1,故可认为 3 个地区花生的黄曲霉毒素 B_1 污染率不相等,有地区差异。本例只能做出总体差异有显著性意义的结论,而不能对两两之间有无显著性差异做出结论。

3. 配对四格表资料的 χ^2 检验

例:某医院用甲乙两种血清学方法检查 410 例确诊的食管癌患者,得到结果如表 3-2-7,问两种检验结果之间有无差别?

表 3-2-7　两种血清学检验结果（例）

甲法	乙法		合计
	+	–	
+	261	110	371
–	8	31	39
合计	269	141	410

（1）建立数据文件。定义变量"甲法"，+为1，–为2；定义变量"乙法"，+为1，–为2；定义变量"频数"，录入数据，如图3-2-50。

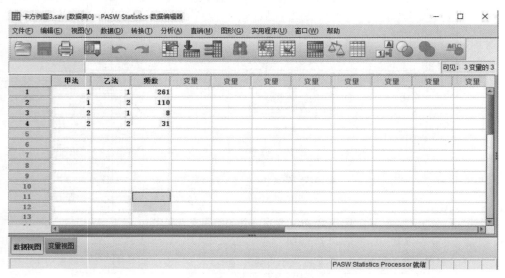

图3-2-50　原始数据录入

（2）单击数据菜单中的加权个案子菜单，弹出加权个案对话框，选中加权个案前的圆圈，将频数单击进入频率变量框内，如图3-2-51。单击确定按钮。

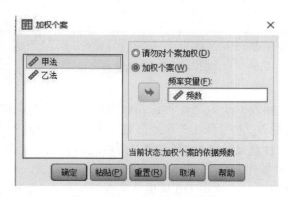

图3-2-51　加权个案对话框

（3）单击分析菜单的描述统计子菜单,选择交叉表,系统弹出交叉表对话框,如图3-2-52,从源变量清单中单击"甲法"进入"行"框内,作为交叉表的行,单击"乙法"进入"列"框内,作为交叉表的列;点击右侧的统计量按钮,弹出交叉表:统计量对话框,如图3-2-53,选择统计方法和参数,本例选择"McNemar（M）"（麦内玛检验）,点击继续返回主对话框。

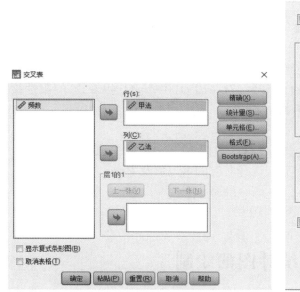

图 3-2-52 交叉表对话框

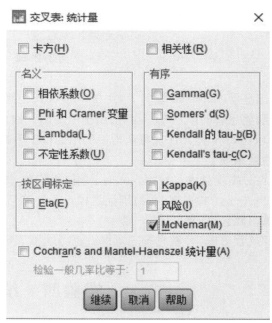

图 3-2-53 交叉表:统计量对话框

（4）其他选择系统默认,点击确定,系统运行,结果如图3-2-54～图3-2-56。

案例处理摘要						
	案例					
	有效的		缺失		合计	
	N	百分比	N	百分比	N	百分比
甲法 * 乙法	410	100.0%	0	.0%	410	100.0%

图 3-2-54 案例处理摘要

甲法 * 乙法交叉制表

计数

		乙法		合计
		+	−	
甲法	+	261	110	371
	−	8	31	39
合计		269	141	410

图 3-2-55 甲法 * 乙法交叉制表

卡方检验结果		
	值	精确 *Sig.*（双侧）
McNemar 检验		.000ª
有效案例中的 *N*	410	

a. 使用的二项式公布

图 3-2-56 卡方检验结果

输出显示 McNemar 检验 $P=0.000<0.001$，拒绝 H_0，接受 H_1，差异有统计学意义，说明两种检验方法检验鼻咽癌患者的阳性率不相等，由于甲的阳性检出率为 $371/410×100\%=90.49\%$，乙的阳性检出率为 $269/410×100\%=65.61\%$，可认为甲的阳性检出率高于乙。

【注意事项】

1.在分类变量资料数据录入时，一定要准确、精确地录入数据，合理处置缺失值。

2.当进行 χ^2 检验时，要特别注意校正条件的判断，选择对应的卡方值及 P 值。

【练习题】

练习《预防医学》教材第三章课后练习题第 7、8、9、10 题。

实验四 统计图的绘制

【实验意义】 SPSS 具有强大的图形输出功能，在医学研究中，可以把众多的数据生成不同的图形，包括条形图、线图、圆图等，这些图可直观地揭示数据背后隐藏的规律。

【实验目的】

1.掌握不同统计图的使用。

2.熟悉常用统计图的生成过程。

【实验内容】

1.条形图的绘制

例：2016 年某省份不同性别恶性肿瘤死亡率(1/10 万)见表 3-2-8，绘制条形图。

表 3-2-8 2016 年某省份不同性别恶性肿瘤死亡率(1/10 万)

疾病名称	男	女
肺癌	162	148
心血管瘤	120	100
肝癌	140	80

（1）建立数据文件。定义变量"病名"，肺癌为 1，心血管瘤为 2，肝癌为 3；定义变量"性别"，男为 1，女为 2；定义变量"死亡率"，录入数据，如图 3-2-57。

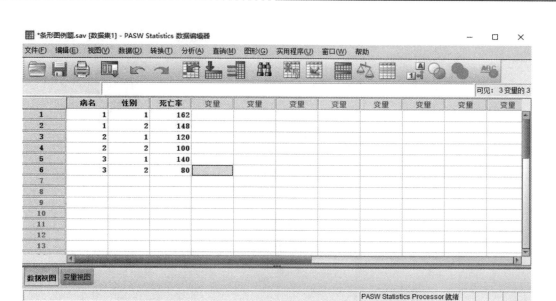

图 3-2-57　数据录入结果

（2）单击图形菜单中的旧对话框，选择条形图，弹出"条形图"对话框，选择复式条形图，如图 3-2-58。

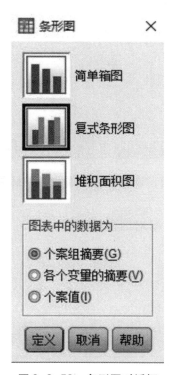

图 3-2-58　条形图对话框

（3）单击定义按钮，弹出定义复式条形图：个案组摘要对话框，设置图形参数，如图 3-2-59。在条的表征框内选择其他统计量，从源变量清单中选择变量死亡率进入变量框内，选择变量病名进入类别轴框内,选择性别进入定义聚类框内。

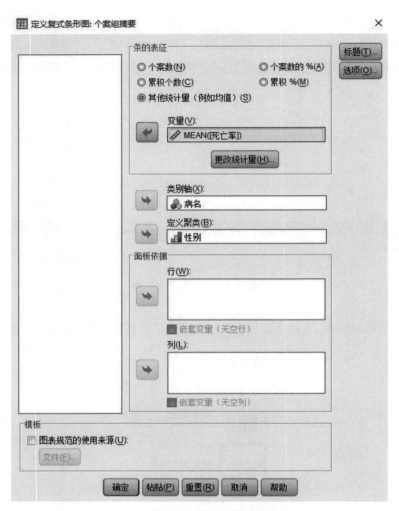

图3-2-59 定义复式条形图:个案组摘要对话框

(4)点击更改统计量按钮,弹出统计量对话框,如图3-2-60。选择值的均值,单击继续按钮返回上级对话框。

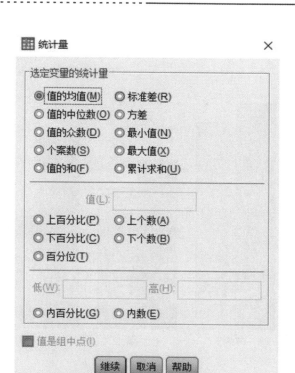

图 3-2-60　统计量对话框

（5）点击标题按钮，弹出标题对话框，如图 3-2-61。在脚注第一行框内输入"图 2016 年某省份不同性别恶性肿瘤死亡率"，单击继续按钮返回上级对话框。

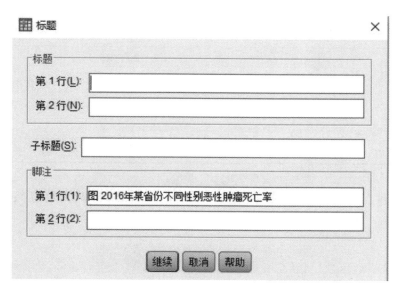

图 3-2-61　标题对话框

（6）点击确定按钮，系统运行，即可绘出条形图，如图 3-2-62。双击图形可对其进行编辑。

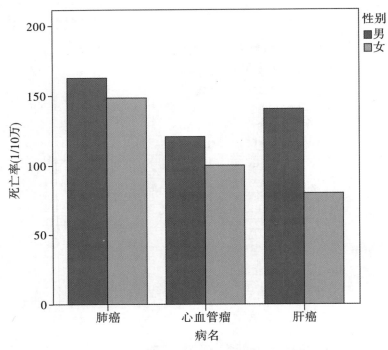

图 3-2-62　2016 年某省份不同性别恶性肿瘤死亡率

2. 饼图的绘制

例:某医院医生记录介入治疗心肌梗死的效果,如表3-2-9,试绘制饼图。

表 3-2-9　介入治疗心肌梗死效果

疗效	心肌梗死例数
治愈	25
良好	16
较好	10
无效	4
合计	55

(1)建立数据文件。定义变量"疗效",治愈为1,良好为2,较好为3,无效为4;定义变量"例数",录入数据,如图3-2-63。

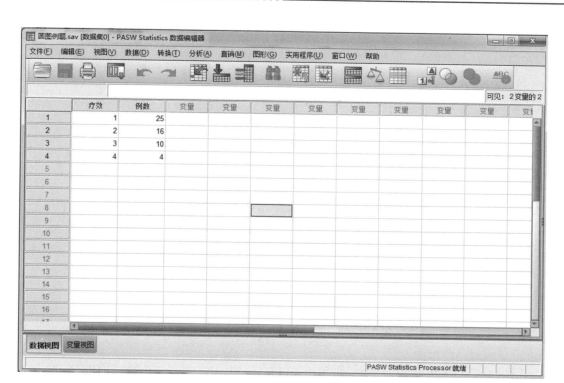

图 3-2-63　原始数据录入

（2）单击图形菜单中的旧对话框，选择饼图，弹出饼图对话框，选择默认，如图 3-2-64。

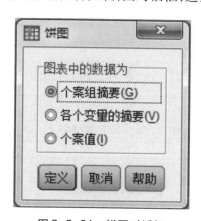

图 3-2-64　饼图对话框

（3）单击定义按钮，弹出定义饼图：个案组摘要对话框，设置参数，如图 3-2-65。在分区的表征框选择"变量和"，"例数"变量进入变量框内条的表征框内选择其他统计量，从源变量清单中选择变量"例数"进入变量框内；选择变量"疗效"进入定义分区框内，称这个变量为扇片分类变量，饼图将对此变量的每一个分类产生一个扇形片。

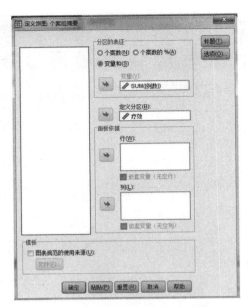

图 3-2-65　定义饼图：个案组摘要对话框

（4）点击标题按钮，弹出标题对话框，如图 3-2-66。在脚注第一行框内输入"图某医院介入治疗心肌梗死的效果构成图"，单击继续按钮返回上级对话框。

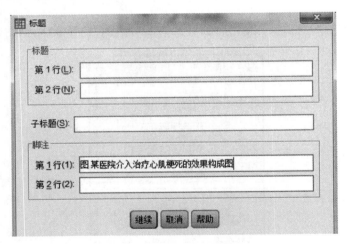

图 3-2-66　标题对话框

（5）其他选择系统默认，点击确定按钮，系统运行，即可绘出饼图，如图 3-2-67。双击图形可对其进行编辑。

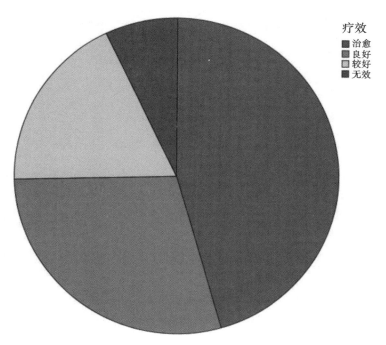

图 3-2-67　某医院介入治疗心肌梗死的效果构成图

3. 线图的绘制

例：全国 2011—2015 年艾滋病与淋病发病率数据如表 3-2-10，绘制线图。

表 3-2-10　全国 2011—2015 年艾滋病与淋病发病率（1/10 万）

年份	艾滋病	淋病
2011 年	1.53	7.31
2012 年	2.93	6.82
2013 年	3.12	7.36
2014 年	3.33	7.05
2015 年	3.69	7.36

（1）建立数据文件。定义变量年份、艾滋病、淋病，录入数据，如图 3-2-68。

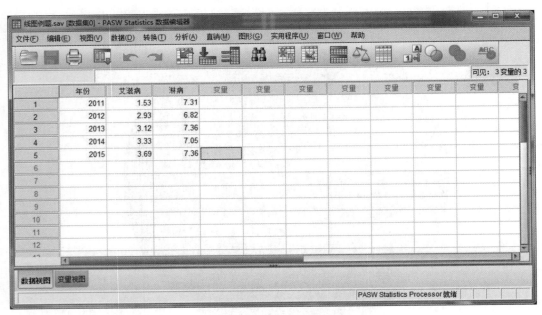

图 3-2-68　原始数据录入

（2）单击图形菜单中的旧对话框，选择饼图，弹出线图对话框，选择多线线图，并选中下面的各个变量的摘要，如图 3-2-69。

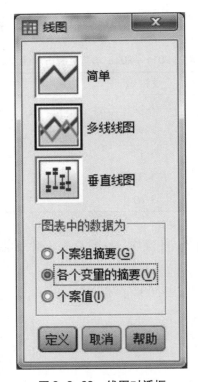

图 3-2-69　线图对话框

（3）单击定义按钮，弹出定义多线线图：各个变量的摘要对话框，设置参数，如图3-2-70。在线的表征框选择"艾滋病""淋病"变量进入线的表征框内，从源变量清单中选择变量"年份"进入类别轴变量框内。

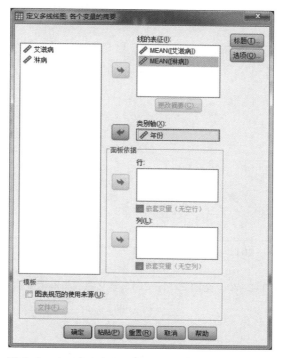

图3-2-70　定义多线线图：各个变量的摘要对话框

（4）点击标题按钮，弹出标题对话框，如图3-2-71。在脚注第一行框内输入"图全国2011—2015年艾滋病与淋病发病率"，单击继续按钮返回上级对话框。

图3-2-71　标题对话框

（5）其他选择系统默认，点击确定按钮，系统运行，即可绘制出线图，如图3-2-72。双击图形可对其进行编辑。

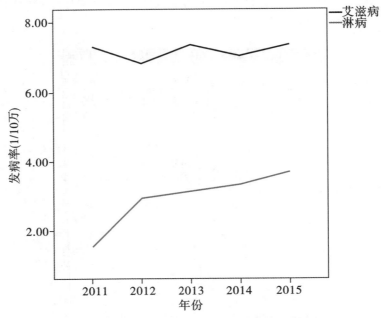

图 3-2-72　全国 2011—2015 年艾滋病与淋病发病率

实验五　秩和检验

【实验意义】　在医学科研工作中,研究总体的指标分布往往符合或者近似符合正态分布,但也存在总体分布未知或已知总体分布与检验所要求的条件不符,此时可以用非参数统计进行假设检验,进而得到有效的结论。

【实验目的】　熟悉两独立样本秩和检验的方法。

【实验内容】

1. 两独立样本秩和检验

例:某研究所观察新药物治疗小鼠移植性肿瘤的疗效,以生存日数作为观察指标,实验结果如表 3-2-11,试检验两组小鼠生存日数有无差别。

表 3-2-11　两组小鼠发生肿瘤后的生存日数

组别	生存日数												
实验组	10	12	15	15	16	17	18	20	23	90	–	–	–
对照组	2	3	4	5	6	7	8	9	10	11	11	12	13

(1)建立数据文件成组例题.sav,建立两个变量生存日数、分组,在数据视图中输入数据。

(2)单击分析菜单中的非参数检验子菜单,再单击旧对话框选择"两个独立样本…"项,系统弹出两个独立样本检验对话框,如图 3-2-73。

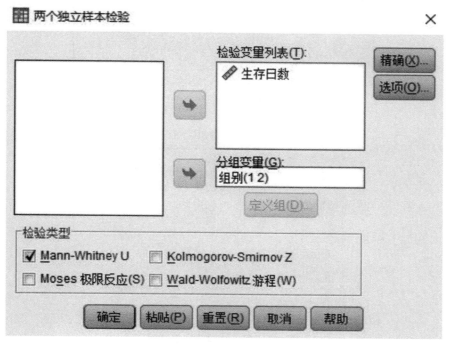

图 3-2-73　两个独立样本检验对话框

(3)从源变量清单中选择一对或几对数值变量进入检验变量框内,本例选择生存日数变量进入检验变量列表框内,选择分组变量进入分组变量框内。本例选择分组变量进入分组变量框内,点击定义组按钮,弹出定义组对话框,对分组变量进行定义,如图 3-2-74。单击继续返回主对话框。

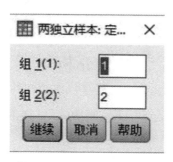

图 3-2-74　定义组对话框

(4)在检验类型框内有 4 种检验方法可供选择,本例选择 Mann-Whitney U。其他选择系统默认,单击确定按钮,系统运行,结果如图 3-2-75,图 3-2-76。

秩

	组别	N	秩均值	秩和
生存日数	实验组	10	17.90	179.00
	对照组	13	7.46	97.00
	总数	23		

图 3-2-75　秩结果

检验统计量[b]

	生存日数
Mann-Whitney U	6.000
Wilcoxon W	97.000
Z	-3.663
渐近显著性(双侧)	.000
精确显著性[2(单侧显著性)]	.000[a]

a. 没有对结进行修正
b. 分组变量:组别

图 3-2-76　检验统计量结果

由结果显示:第一组的平均秩次为 17.90,第二组的平均秩次为 7.46,Mann-Whitney U 值为 6.000,Wilcoxon W 值为 97.000,Z 值为 -3.663,双侧 $P=0.000<0.001$。因此可以认为,实验组与对照组的生存日数差异有统计学意义,实验组较对照组长。

【注意事项】　无。

【练习题】　无。

实验六　相关分析与回归分析

【实验意义】　在医学科研中经常要分析变量间的关系,如要研究炎症与淋巴细胞数、年龄与体重、体温与血压、药剂量和疗效的关系等,可采用二元变量相关分析与回归分析。要分析一个因变量与多个自变量之间的相互关系,如肺活量可能与体重、胸围、皮褶厚度、身高等因素有关,可采用多元回归分析解决。通过分析结果能够判断变量间的关系,得到有效的结论。

【实验目的】

1. 掌握二元变量相关分析的使用。

2. 熟悉二元变量回归分析的使用。

【实验内容】

1. 二元变量相关分析

例:某护士对某不明原因高热病人进行监测,数据如表 3-2-12,试求呼吸次数与体温的相关系数。

表 3-2-12　某病人连续 10 次测量的体温和呼吸次数观察结果

项目	序号									
	1	2	3	4	5	6	7	8	9	10
呼吸次数	32	30	29	28	25	27	29	28	24	21
体温	40.2	40.6	39.8	39.6	38.6	39.6	40.8	39.2	38.6	37.6

（1）建立数据文件二元相关例题.sav,建立两个变量呼吸次数、体温,在数据视图中输入数据,如图 3-2-77。

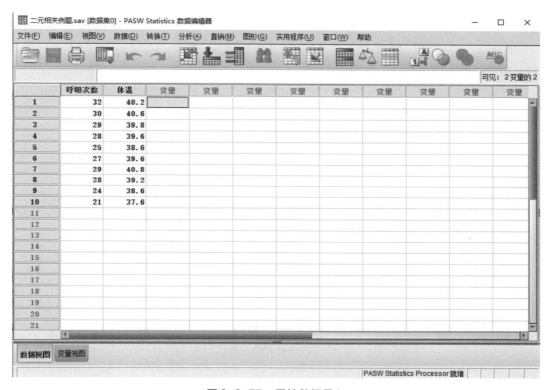

图 3-2-77　原始数据录入

（2）单击分析菜单中的相关子菜单,选择双变量选项,系统弹出双变量相关对话框,如图 3-2-78。从源变量清单中选择一对或几对数值变量进入变量框内,本例选择呼吸次数变量和体温变量进入变量框内。相关系数框内选择 Pearson 项,其他选择系统默认。

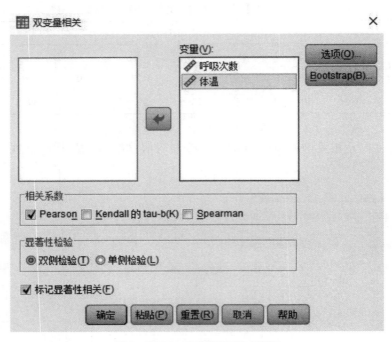

图 3-2-78　双变量相关对话框

（3）单击选项按钮，系统弹出双变量相关性：选项对话框，如图3-2-79。可在统计量框内选择有关统计项目，本例选择系统默认。单击继续按钮返回主菜单。

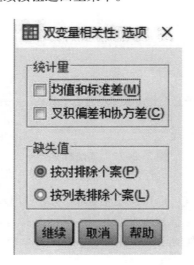

图 3-2-79　双变量相关性：选项对话框

（4）点击确定按钮，系统运行，结果如下，如图3-2-80。

相关性			呼吸次数	体温
呼吸次数	Pearson 相关性		1	.907**
	显著性（双侧）			.000
	N		10	10
体温	Pearson 相关性		.907**	1
	显著性（双侧）		.000	
	N		10	10

**：在.01 水平（双侧）上显著相关

图 3-2-80　相关性结果

由输出结果可知,呼吸次数与体温的相关系数为 0.907,$P=0.000<0.001$,说明呼吸次数与体温具有高度相关性。

2. 二元变量回归分析　据本项目资料,试求呼吸次数与体温的直线回归方程。

（1）建立数据文件二元相关例题. sav。

（2）单击分析菜单中的回归子菜单,选择线性选项,系统弹出线性回归对话框,如图3-2-81。从源变量清单中选择一对或几对数值变量进入因变量框内,选择一对数值变量进入自变量框内。本例选择呼吸次数变量进入因变量框内,选择体温变量进入自变量框内。

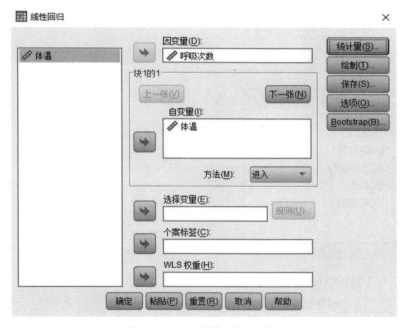

图 3-2-81　线性回归对话框

（3）单击统计量按钮,系统弹出线性回归:统计量对话框,如图3-2-82。用于选择输出与回归系数有关的统计量,本例选择系统默认。单击继续按钮返回主菜单。

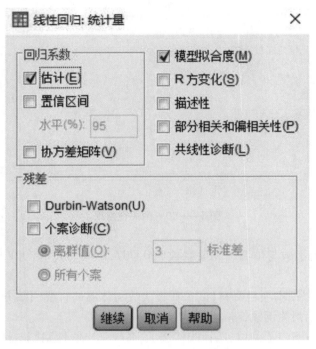

图 3-2-82　线性回归:统计量对话框

（4）单击绘制按钮,系统弹出线性回归:图对话框,如图 3-2-83。提供绘制散点图、直方图等功能,本例选择系统默认。单击继续按钮返回主菜单。

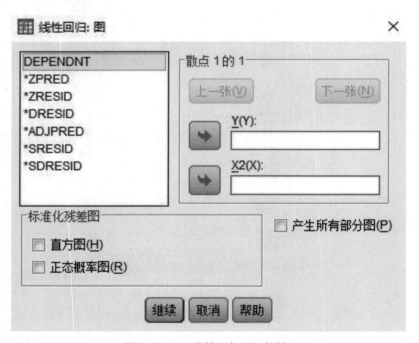

图 3-2-83　线性回归:图对话框

(5) 单击保存按钮,系统弹出线性回归:保存对话框,如图3-2-84。可用来定义存储进数据文件的新变量。本例不进行选择,单击继续按钮返回主菜单。

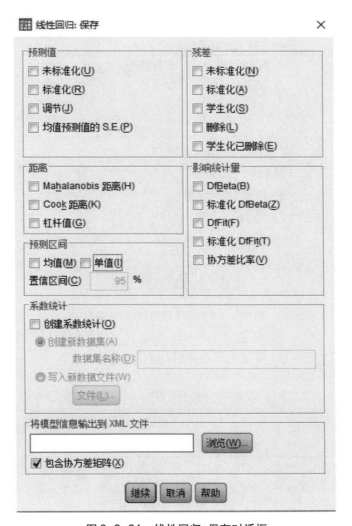

图 3-2-84　线性回归:保存对话框

(6) 单击选项按钮,系统弹出线性回归:选项对话框,如图3-2-85。可用来定义用于变量进入方程的内部数值的设定及对缺失值的处理方式,本例不进行选择,单击继续按钮返回主菜单。

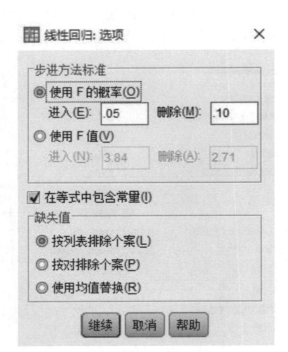

图 3-2-85　线性回归:选项对话框

（7）点击确定按钮,系统运行,结果如图 3-2-86 ~ 图 3-2-88。

模型汇总[b]

模型	R	R 方	调整 R 方	标准估计的误差
1	.907[a]	.822	.800	1.431

a. 预测变量:(常量)体温

b. 因变量:呼吸次数

图 3-2-86　模型汇总

Anova[b]

模型		平方和	df	均方	F	$Sig.$
1	回归	75.724	1	75.724	369.992	.000[a]
	残差	16.376	8	2.047		
	总计	92.100	9			

a. 预测变量:(常量)体温

b. 因变量:呼吸次数

图 3-2-87　Anova

系数^a

模型		非标准系数		标准系数	t	$Sig.$
		B	标准误差	试用版		
1	（常量）	−88.427	19.033		−4.646	.002
	体温	2.933	.482	.907	6.082	.000

a. 因变量: 呼吸次数

图 3-2-88　系数

　　对方程进行检验, $F=36.992$, $P<0.001$, 有统计学意义, 方程有效, 说明呼吸次数与体温之间有直线回归关系。

　　一般回归方程为:

$$\hat{Y}=-88.427+2.933X$$

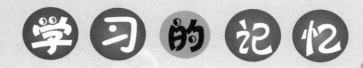

小事拾遗：

_____

_____

_____

_____

_____

_____

_____

学习感想：

_____

_____

_____

_____

_____

_____

　　学习的过程是知识积累的过程，也是提升能力、稳步成长的阶梯，大家的注释、理解汇集成无限的缘分、友情和牵挂，请简单手记这一过程中的某些"小事"，再回首时定会有所发现、有所感悟！

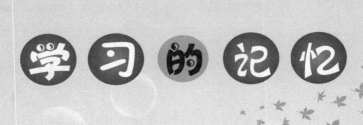

姓名：＿＿＿＿＿＿＿＿

本人于20＿＿年＿＿月至20＿＿年＿＿月参加了本课程的学习

此处粘贴照片

任课老师：＿＿＿＿＿＿＿ ＿＿＿＿＿＿＿ 班主任：＿＿＿＿＿＿＿

班长或学生干部：＿＿＿＿＿＿＿ ＿＿＿＿＿＿＿ ＿＿＿＿＿＿＿

我的教室（请手写同学的名字，标记我的座位以及前后左右相邻同学的座位）